ENVIRONMENT HEALTH BEHAVIOR

INFLUENCE OF ENVIRONMENTAL SUPPLEMENTATION OF IODINE ON POPULATION AND SOCIOECONOMIC DEVELOPMENT

环境·健康·行为

对环境补碘方法与效果的研究

任强 著

U0201558

北京大学出版社
PEKING UNIVERSITY PRESS

图书在版编目(CIP)数据

环境·健康·行为：对环境补碘方法与效果的研究/任强著.—北京：北京大学出版社，2016.10

ISBN 978-7-301-23939-1

Ⅰ.①环… Ⅱ.①任… Ⅲ.①碘—营养缺乏病—防治—卫生调查—中国 Ⅳ.①R591.1

中国版本图书馆 CIP 数据核字(2014)第 022728 号

书 名	环境·健康·行为:对环境补碘方法与效果的研究	
	HUANJING JIANKANG XINGWEI	
著作责任者	任 强 著	
责 任 编 辑	闵艳芸	
标 准 书 号	ISBN 978-7-301-23939-1	
出 版 发 行	北京大学出版社	
地 址	北京市海淀区成府路 205 号 100871	
网 址	http://www.pup.cn	
电 子 信 箱	minyanyun@163.com	
新 浪 微 博	@北京大学出版社	
电 话	邮购部 62752015 发行部 62750672 编辑部 62750673	
印 刷 者	三河市北燕印装有限公司	
经 销 者	新华书店	
	965 毫米×1300 毫米 16 开本 11.5 印张 108 千字	
	2016 年 10 月第 1 版 2016 年 10 月第 1 次印刷	
定 价	35.00 元	

未经许可，不得以任何方式复制或抄袭本书之部分或全部内容。

版权所有，侵权必究

举报电话：010-62752024 电子信箱：fd@pup.pku.edu.cn

图书如有印装质量问题，请与出版部联系，电话：010-62756370

目　　录

第一章 导 论

第一节 研究背景与目的

一、研究背景

1. 碘与人口健康

碘缺乏病(iodine deficiency disorders,简称 IDD)是指因碘缺乏而影响人的生长、发育,尤其是大脑发育而导致的疾病。此类疾病可以通过碘营养的改善得到预防与防治(Mitchell,1974)。

人们对碘影响人口健康状况的认识经历了一个漫长的过程。虽然公元前几世纪我国就有用海产品的提炼物治疗甲状腺疾病的记载,欧洲自公元 5 世纪就开始用海绵灰治疗甲状腺肿,但是在一个相当长的时期内,对碘元素如何影响人体健康的认识一直模糊不清。直到 1811 年考托斯(Courtois)在用海草灰处理硝酸钙产生硝酸钾的过程中发现了碘元素,才使人们认识到海生植物之所以能治疗甲状腺肿是由于碘的作用。1820 年化学家杜麦斯和内科医生科因特合作研究了碘治疗甲状腺肿的案例。1830 年泊里伏斯脱对饮水中的碘和甲状腺肿之间的关系进行了研究。1831 年法国医师 Boussin-

gauit 首次建议用食盐加碘的方案防治地方性甲状腺肿。
1850—1854 年恰丁通过测定法国的空气、水和土壤的含碘
量,第一次提出甲状腺肿的发生与摄取的碘不足有关。1895
年波曼证明了甲状腺中碘含量特别丰富,奠定了碘防治甲状
腺肿的理论基础(方如康和戴嘉卿,1993:91)。

　　碘缺乏的生物学意义在于妨碍生物体甲状腺素合成,因
为一个甲状腺素分子包含四个碘原子。目前认为甲状腺素缺
乏是碘缺乏影响健康的主要原因,因为甲状腺中40%以上的
碘集中在甲状腺素里。甲状腺素是所有脊椎动物的基本激
素,并且控制着其生长发育。碘缺乏对人类健康有着广泛的
负面影响,其影响程度取决于人体发育成长的不同时期和碘
缺乏的程度,例如,众所周知的碘缺乏病等。

　　过去人们习惯用甲状腺肿大(goiter)来表示碘缺乏的影
响,因为甲状腺肿大是碘缺乏病最明显的特征。但是,在近
10 年里,学术界进一步拓宽了对碘缺乏病的理解和认识。它
的病征不仅仅是甲状腺肿大,而且包括对胎儿、新生儿、少年
儿童和成年人的发育成长,以及对大脑机能的影响,甚至对
生殖健康和婴幼儿存活率的影响(Hetzel,1989)。

　　碘缺乏影响人类健康主要体现在妨碍新生儿的生长发
育,直接导致新生儿和婴儿死亡率的升高,并且导致与大脑
发育不全有关的痴呆症、聋哑病等。在碘缺乏严重的地区,
常常伴随着很高比例的新生儿先天性甲状腺功能减退,结果
发展为儿童痴呆症。

因甲状腺素缺乏导致的痴呆症,被称之为克丁病。因碘缺乏引起的痴呆症被称之为地方型克丁病。目前,碘缺乏被世界上认为是引起痴呆症的最主要原因之一。如果碘缺乏不是很严重,并不直接引起克丁病,但是影响智力、精神发育和身体生长,进而影响人口整体素质的提高。

此外,碘缺乏还是大脖子病(甲状腺肿大)和儿童、成年人甲状腺机能减退的主要原因。据现代医学研究,许多疾病与碘缺乏有关,其主要病征见表 1-1(Hetzel,1993;Thilly 等,1980;Chaouki 等,1994;Pharoah 等,1987;De-Long,1993)。

表 1-1　不同人群表现出的碘缺乏病(IDD)

人群	碘缺乏病类型
胎儿	流产、死产、先天畸形 产前死亡率上升 婴儿、新生儿死亡率上升 神经性克丁病:智力缺损、聋哑病、痉挛性麻痹斜视 黏液腺型克丁病:侏儒型智力缺损、癫痫病
新生儿	新生儿甲状腺肿大、新生儿甲状腺机能衰退
少年儿童	甲状腺肿大、青少年甲状腺机能衰退、智力机能低下、身体发育迟缓
成年人	甲状腺肿大、甲状腺机能衰退、智力低下、缺碘引起的甲状腺功能亢进

2. 碘缺乏病的地理分布与我国碘缺乏的控制形势

环境中的碘主要来源于不同地质时期的成土母岩、空气和大气降水。因此,碘缺乏病主要是由环境缺碘造成的,主要分布在边远内陆、高海拔以及冰川覆盖、有常年冻土和多雨水、洪水常年泛滥的地区。如阿尔卑斯山区的南欧、中欧及部分东欧国家;安第斯山脉的秘鲁、厄瓜多尔、玻利维亚、阿根廷、智利、巴西等国家;喜马拉雅高山区的尼泊尔、不丹、锡金等国家;北美大湖区的冰蚀盆地;南亚次大陆的巴基斯坦、印度、孟加拉以及阿富汗等中亚国家;中非古大陆的边缘地区(Medeiros-Neto,1989)。所以,碘缺乏病是与自然环境缺碘紧密联系在一起的,常常被称之为"地方病"。

我国是世界上地方性碘缺乏病流行较严重的国家之一。流行病区广泛分布于山区和内陆,滨海地区较少。长白山、张广才岭、大小兴安岭、燕山、吕梁山、秦岭山系、川东和川西山地、云贵高原、青藏高原以及天山山脉、昆仑山脉都是严重流行区(武少兴等,1998)。图 1-1 更加清晰地再现了我国地方性甲状腺肿的地区分布。

我国生活在碘缺乏地区的人口超过 7 亿(Wang 等,1997),1991 年碘缺乏高危人群达 4 亿(Ma 等,1994)。政府对碘缺乏病给予了高度重视。20 世纪 70 年代末,在北方 16 个省份做了大型抽样调查,结果发现 861 个县缺碘,患甲状腺肿大的人口超过 1.6 亿。随后在 600 个县推广加碘盐措施,甲状腺肿大患病率迅速下降。80 年代,据报道在北方省份仍然有 800 多万人口患有碘缺乏病,而南方患病率远远低于北方(Banister,1987)。1994 年国务院办公厅转发卫生部、中国轻工总会《中国 2000 年消除碘缺乏病规划纲要》,并以 163 号令发布了《食盐加碘消除碘缺乏危害规划条例》,由此,我

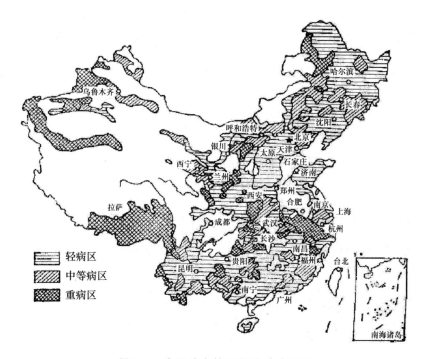

图 1-1　我国地方性甲状腺肿分布图

资料来源:转引自方如康,戴嘉卿(1993),第 93 页。

国在碘缺乏病的控制方面取得了巨大成就。

　　迄今为止,科学家们已经完全能够解释碘缺乏病的病因。防治碘缺乏病的根本方法是调节环境和人体的碘平衡。目前比较一致的看法是全球至少有 10 亿风险人群生活在碘缺乏地区,有 2000 万人因缺碘导致大脑不同程度地受损伤。因此防治碘缺乏病仍然是国际公共卫生和营养学界的一项重要任务(WHO,1990)。

　　我国与国际上一样,在控制和预防碘缺乏方面采取了多种方法,并取得了巨大的成就。但是,在控制碘缺乏的过程中也有不尽如人意的地方。预防碘缺乏的两项主要措施都存在较严重的问题。加碘盐存在质量问题,碘油丸存在发放管理问题,造成效率不高,浪费极大,甚至出现较严重的负面效应。据 1997 年全国碘缺乏病监测结果,虽然全国总体上看碘盐覆盖率接近 90％,但是,合格碘盐仅为 66％ 左右。1995—1997 年是我国发放碘油丸量最大、最集中的时期,高峰时近 1 亿粒。结果导致碘制剂、碘制品乱投放,市场上也出现大量碘制品和含碘保健品。据 1997 年大部分地区监测结果,除西藏外的大部分省区 8—10 岁儿童尿碘中位数在 200 $\mu g/L$ 以上,个别高达 800 $\mu g/L$。以致出现"山东单县事件"——学生出现碘摄入过量现象而导致其他疾病(许弘凯,1999)。

3. 补碘新思路——环境补碘法

人们居住的生态环境千差万别,经济而有效的补碘方法始终是科学家们探讨的主要问题。世界卫生组织的目标是在 2000 年消除碘缺乏病,虽然各国都做出了巨大的努力,通过各种类型的补碘方法控制碘缺乏,但是目前还没有一种方法能从根本上解决问题。被广泛接受和推广的方法主要是推广加碘盐和碘油(注射或口服),此外还有碘溶剂、碘片剂和其他的含碘介质。

由于碘易挥发而造成碘盐储运不便,或者是碘盐生产质量不合格,碘油丸和碘油针剂成本较高,而各地区生活习惯差异又很大等原因,在全国消除碘缺乏病任务还很艰巨(Wang,1997)。

新疆和田地区是严重的碘缺乏少数民族地区,政府对此十分重视,投入了大量的人力、物力,实施了各种补碘方法,但是,因民族生活习惯,或是经济水平和思想观念等原因,各种补碘方法都不是很成功。因此,项目组大胆创新补碘思路,在20世纪90年代初进行了一项全新的低成本、效益显著的补碘实验:通过灌溉水系统的环境补碘方法。即在一定的时间段里将碘酸钾溶液均匀地滴入灌溉水中,通过提高土壤的碘含量,改善动植物的碘营养状况,经食物链循环作用,达到对人体补碘来预防或防治碘缺乏病。此方法的基本条件是较为完善的灌溉水系统。

1992—1995年应用此方法分别对和田县的3个乡及墨玉县的1个乡的部分村进行了环境补碘。试验结果显著表明环境补碘不仅提高了土壤、动植物碘含量,而且改善了儿童生长发育状况,使婴儿死亡率下降,牲畜存活率提高(De-Long,2000)。受 Kiwanis International,The Joseph P. Kennedy Foundation,Thrasher Research Fund 和联合国儿童基金会(UNICEF)资助,由新疆卫生厅和美国杜克大学主持的试验小组于1997年在和田地区的和田市、和田县、墨玉县和洛浦县,1998年在喀什地区的莎车县、叶城县、泽普县和英吉沙县,及阿克苏地区的拜城县对119个乡镇的210万人口实施环境补碘;1999年在和田地区的皮山、策勒、于田、民丰等4县,喀什地区的巴楚县,阿克苏地区的拜城和温宿县,共计62个乡的95万人口实施环境补碘。

到目前为止，有关机构对此方法的主要结果已作了初步报道（Cao 等，1994b；Jiang 等，1997；DeLong 等，1997，2000），但尚未从环境、人口和社会经济等方面进行综合评估；而作为一种可能推广的新补碘方法，对之进行详细、系统的研究评价是十分必要的。

二、研究目的与内容

1. 选题目的

通过环境补碘提高土壤的碘含量，改善生态碘营养，这种大胆的设计不仅达到对人群健康补碘的预期目标，而且还产生了一系列令人惊喜的成果。例如，土壤碘含量明显提高，是补碘前的 2—3 倍，补碘一次可持续至少 6 年；儿童和育龄妇女尿碘中位值由小于 10 μg/L 提高到 55 μg/L 以上；新生儿、婴儿死亡率下降了 50% 以上；各种农作物碘含量提高 3—5 倍；羊、鸡甲状腺碘含量提高 3 倍以上（DeLong 等，1997）。

然而，在取得上述令人惊喜的初步结果的同时，还有许多问题值得研究。因为这种方法不同于其他方法，有其特殊性。通常的补碘方法一般只是直接作用于人群，对周围环境并不产生影响，容易控制。而环境补碘方法不止达到了改善人体碘含量水平的目的，而且对人们的生存环境，对整个生态系统产生影响。这种方法在全球也是独一无二的，没有文献对此做出过评论。因此，一些重要问题必须做出回答：（1）环境补碘对整个社区的生态环境影响有多大，是否存在负面影响？（2）应用的条件和环境要求是什么？是否可以在更大范围内推广？（3）随着社会的发展，社会经济变量也会相应发生变化，在控制了社会发展变量以后，环境补碘的净作用是多大？（4）碘化物的投放标准是多少，即土壤中碘含量最高限是多少？（5）补碘一次，持续时间多久？（6）环境补碘的成本—效益如何？

在面对令人鼓舞的显著成效的时候，我们应该保持冷静的态度，更加仔细和深入地进行研究，甚至更应该注意到可能隐藏在其背后的负面效应。正如项目主持人 DeLong 教授所说"我们进行这项研究，不仅仅是出自科学的兴趣，而且更是科学的责任"。显然，本项研究具有重大的理论与实践意义。其具体目的是：

（1）和田地区的实验是中国及全球首次进行的环境补碘项目，需要科学地作出对环境、人口健康状况和社会经济发展正反两方面的评估；

（2）科学地研究环境补碘的实施条件和投放标准，探索出和田县的经验或模式，以便于在其他地区推广；

（3）探索出一条环境干预，改善人口健康水平，促进社会可持续发展的新方法、新思路。

2. 研究内容和结构

本书主要以 1992—1995 年最早补碘的新疆和田县朗如乡、巴克其乡和土沙拉乡，以及墨玉县的扎瓦乡为研究对象，同时参考 1997 年扩大环境补碘后的和田县其他乡、墨玉县其他乡、和田市和洛浦县相关地区的情况,同时也参考 2002 年在内蒙古地区开展的实验结果,从而全面评价环境补碘与环境碘含量变化的关系,与人口健康状况的关系,与社区经济发展的关系。本项研究将从以下几个方面展开:

首先,研究环境补碘对人体和环境碘营养状况的影响。重点关注环境中土壤、农作物、牲畜等碘含量的变化;环境补碘后土壤中碘持续的时间;通过研究尿碘含量、儿童生长发育情况、婴儿和新生儿死亡率等来判断环境补碘对人口健康状况的影响。

其次,研究环境补碘对社区经济的影响。因环境补碘的直接结果是生存环境碘营养的改善,对社区经济的影响主要表现为间接作用。我们将从农作物产量、家禽牲畜数量变化、人均年收入的变化等方面揭示环境补碘的间接作用。

最后,综合评价环境补碘对社区综合发展的影响,探讨环境补碘在其他地区推广、应用的可能性。

基于本书的研究思路,本书的篇章结构为:

第一章概述了科学界对碘缺乏影响人口健康的认识,并提出了本书的研究目的、主要内容、相关指标和概念。

第二章回顾了国内外针对人群、牲畜补碘的一些主要方法,并比较了这些方法各自的优缺点,以便使读者更好地理解为什么在新疆和田地区实施环境补碘。同时,阐述了本书研究的理论假设和分析框架。

第三章简略介绍了研究地区的地理环境、碘缺乏病情况,以及控制碘缺乏病的主要措施;对文中所使用的数据资料进行了介绍和评估;概略地介绍了文中将要运用的分析方法,尤其是对方差分析、逻辑斯蒂回归和结构方程模型作了重点介绍。

第四章重点研究环境补碘对土壤、动植物碘含量的影响。回答了诸如环境补碘是否能够有效提高土壤碘含量,补碘一次的持续有效期多久,环境补碘是否能够改善动植物碘含量等等问题。

第五章从人群尿碘含量,婴幼儿生长发育和婴儿死亡率变化等三方面,运用标准化方法和逻辑斯蒂回归方法,揭示环境补碘对人口健康水平的改善作用。

第六章分析了环境补碘后牲畜存栏数或存活率的变化,并重点研究了环境补碘对粮食作物(尤其是水稻)产量和碘营养的影响;比较了实验区和控制区人均收入的差异;粗略估算了环境补碘的成本与收益。

第七章运用结构方程模型,综合定量地分析了环境补碘对社会经济发展和人口健康水平的作用大小和作用方向。

第八章利用在内蒙古地区开展的环境补碘实验结果,探讨了在不同碘环境背景下生态补碘方法的可重复性问题。

第九章总结了环境补碘作为一项廉价、有效的碘缺乏预防与对治方法的主要成果,并提出一些政策性的思考,指出今后需进一步研究的方向。

第二节　碘缺乏测定的指标及相关概念界定

测定人体碘平衡的最好指标是尿碘含量,常用单位是微克/每升($\mu g/L$)。此指标可以较为准确地反映人体吸收碘的水平。如果人群尿碘中位值超过100微克/升,表明碘摄入过量;如果在50—100微克/升,表示轻微缺碘;如果在25—50微克/升,表示中度缺碘;如果小于25微克/升,表示严重缺碘(DeLong,2000)。一般正常范围很难确定,因人而异。平衡实验结果表明每日摄入44—162 μg,即可得到平衡或正平衡(朱莲珍主译,1994:517)。也有认为每日摄入50—800 μg 为正常(徐秉臣,1995)。Elmer(1938)则认为每日应摄入100—200 μg,Wayne 等(1964)强调每日160 μg。Wolff(1969)认为每天摄入2000 μg 为最高限,超过此值就会有潜在危害。

据国家和世界卫生组织推荐(中国营养协会,1990;Food and Nutrition Board,1989),1 岁以内婴儿每天碘摄入量为50微克,1—6 岁婴幼儿90微克,7—12 岁儿童120微克,青少年及成年人150微克,孕妇每天应为200微克。

此外,为便于概念的澄清,本书中将要引用的专业术语有必要在此加以界定:

碘缺乏病(iodine deficiency disorders,简称 IDD)是指因碘缺乏而影响人的生长、发育,尤其是大脑发育的疾病,包括甲状腺肿大,克丁病,精神及发育障碍,自然流产,婴儿死亡,甲状腺机能减退等。

克丁病（cretinism）是指智力缺损以及因甲状腺机能减退而导致的肢体功能障碍。

地方性克丁病（endemic cretinism）是指发生在碘缺乏地区，因碘缺乏引起的克丁病，尤以智力缺损和聋哑病为代表。

实验区是指实施了环境补碘的村或乡。控制区是同一村或乡邻近没有补碘的村或乡。因为灌溉渠系是独立成体系的，并且实验区与控制区紧邻，其社会经济、自然环境条件极为相似，具有很强的可比性。

环境或生态补碘是对经灌溉水系统补碘的统称，其具体操作方法是在春灌的时候将 5% 的碘酸钾溶液按照一定的速率滴入灌溉水系统，从而提高土壤碘含量，改善动植物碘营养，最终经食物链作用，达到对人体补碘的目标。

第二章 文献评述与研究理论框架

第一节 国内外相关文献研究

自然界中的化学元素分为常量元素和微量元素两种。微量元素指自然界中广泛存在的含量很低的化学元素。地壳中碳、氧、氢、氮、硅等 14 种元素占 99% 以上,其他元素不到 1%;土壤的无机部分被认为有各种元素九十多种,除上述十几种外,其余元素超不过 0.01%。岩石、土壤、水、植物和动物中都含有微量元素,虽然其含量很低,但是部分微量元素却有重要的生物学意义,是动植物生活、生长不可缺少的。从表 2-1 可以看到,动植物所需化学元素不完全相同。微量元素虽然所占比重非常小,但是其作用有很强的针对性。当微量元素供给不足时,农作物生长不良,产量减少,质量下降。同时,微量元素过多,又会抑制农作物生长,影响产量和质量;动物如家畜家禽吃了缺乏微量元素的植物,也会患有一定类型的疾病。人类的健康也会因微量元素缺乏而受影响。因此,在提高农牧业产量,改善人口健康状况的众多途径中,补充微量元素也是一条重要的措施。

碘作为微量元素之一,对人和动物的健康影响非常显著,

对植物的影响尚不是很清楚,大量的文献针对动植物和人口
的补碘效果作出过报道,并在不断地探索针对不同对象采取
何种补碘措施的新方法。

表 2-1 人、动物和植物必需的化学元素

	高等植物	人和动物
共同元素	碳(C),氢(H),氧(O)	碳(C),氢(H),氧(O)
常量元素	氮(N),磷(P),钾(K),硅(Si),钙(Ca),镁(Mg),硫(S)	氮(N),磷(P),钾(K),钙(Ca),镁(Mg),硫(S),钠(Na),氯(Cl)
微量元素	硼(B),钼(Mo),锰(Mn),锌(Zn),铜(Cu),铁(Fe),氯(Cl),钠(Na),钴(Co),钒(V)	铁(Fe),钴(Co),铜(Cu),锰(Mn),钼(Mo),锌(Zn),氟(F),碘(I),硒(Se),钒(V),铬(Cr),钡(Ba),溴(Br)

转引自刘铮等编著(1991),第 3 页。

一、人群补碘

碘是人体所需基本微量营养素之一。有关微量营养素干
预作为儿童营养不良及母乳营养改善手段的论述非常丰富
(Brown 和 Bentley,1988;Griffiths 等,1988;Brown,1994;
Brow,Peerson 和 Fontaine,1994;Ashraf 等,1996;WHO,
1996a;ESPGAN,1997)。许多研究证明,营养不良严重影
响儿童的生长发育。Chandra(1991)证实营养不良将对儿童
免疫功能造成损害;胃肠道病和感染的发病率在不同营养状
况的儿童之间存在显著的差异(Tomkins,1981;Sepulveda,
Willett 和 Munoz,1988;Victora 等,1990)。营养不良儿童在
发育成熟前死亡风险很高,近期文献表明,高达 30%—50%

的儿童死亡率可以归因于营养不良（Pelletier，1994；Schroeder 和 Brown，1994）。除此之外，运动发育迟缓，认知功能损害和学校成绩差等都与早期营养不良有关（Pollitt 等，1994；Lasky 等，1981；Sigman 等，1989；Martorell 等，1992）。因此，改善营养状况不仅对婴幼儿身体生长发育有积极影响，而且可以降低感染的危险性和并发症，增加神经性运动的发育和提高智力发育水平。

人体所需营养素可以分为乳糖、蛋白质、脂肪、各种维生素和多种矿物质（Allen，1994b）。碘作为矿物质之一，是人体生长发育过程中必不可少的。例如，严重碘缺乏引起严重的线性生长发育迟缓（Greene，1980），通过补碘可以得到部分改善，对成年人也是如此。碘同样被认为与儿童生长发育有关（Neumann，Bwibo 和 Sigman，1992；DeLong，1993；Cao 等，1994a）。对孕妇实施补碘干预，可以改善婴儿的出生体重（Chaouki 和 Benmiloud，1994；DeLong，2000）。Cao 等（1994a）在新疆和田县的实验发现，在妇女怀孕的前六个月实施补碘，其所生育的 5 岁儿童的智商（IQ）与对照组相比，智商分值提高了 14 点。

医药卫生界为增加人体碘的摄入量曾采用过许多方法，包括在各种食品如面包、水、牛奶中加碘化物或碘酸盐等。概括目前世界上所实施的补碘方法及补碘对象，大致有以下几种，其效果已被广泛研究和探讨过（Dunn 等，1986，1990；Hetzel 等，1987，1989；Delange 等，1996）。

加碘盐：这是最广泛、最一般的方法。因为食盐是日常生活中必不可少的，且来源容易控制，加碘技术简单（Venkatesh等，1995）。针对不同人群的消费方式，加碘量很容易计算，一般来讲，成年人每天补碘 150 μg，孕妇 200 μg，儿童 90 μg（Delange，1993）。但是，加碘盐在储运过程中，碘极易挥发。碘盐在自然状态下碘的年损失约为 5%—10%，联合国儿童基金会专家认为损失量在 10% 左右。如果管理不善，很可能导致补碘量不够，起不到防治碘缺乏病的作用；另一方面也可能补碘过量，导致负面影响——甲状腺功能亢进。在一些边远落后地区，因贫困而消费不起或因饮食习惯接受不了，使得加碘盐难以推广或是效果不佳。一般加碘盐含碘水平是 30—60 mg/kg，人体每天摄入食盐 5—20 克。因此，碘含量在 20 mg/kg 的食盐基本可以满足人体每天对 150 μg 碘的需求。目前加碘盐是较为成功的方法，也是被政府和国际健康组织所提倡的。

加碘油：有口服和针剂两种。针剂一般含碘 480 mg/mL，通过肌肉注射能够维持 2—3 年；200 mg 胶囊能够维持 6 个月，400 mg 胶囊能维持 1 年（Dunn，1987）。此方法特别适宜于孤立偏僻的农村地区。虽然加碘油效果好，但操作复杂，需要向患者面对面实施，而且患者缺碘水平不一致，需作相应检查来决定补碘量。补碘后患者短期内会有强烈的生理反应，如感到不舒服和注射部位偶尔会发生脓肿（但没有过敏现象的报道），而且成本相对比较高。口服碘油丸相对于注射碘油较为便宜,但有效期仅为后者的一半。

饮用水中加碘:水如同盐一样是生活必需品,目前在饮用水中加碘方式有很多种途径。(1)针对青少年人群,集中在学校饮用水中加入碘酸钾(KIO$_3$)(Suwanik 等,1989);(2)在自来水管道中加装一含碘装置,将碘缓释到饮用水中(Squatrito 等,1986);(3)将含碘多孔聚合物投入井水中(Fisch 等,1993)。这些方法比加碘盐便宜,因容易控制补碘量而不易发生由碘引起的甲状腺毒症。如果能够确定专用的饮水水源,此方法特别适用于农村地区,因为它对饮用水具有显著的消毒作用。同时必须根据当地的供水条件,仔细核算成本,因为如果管理不好,其费用也是很可观的。不过此方法持续时间一般较短,最长可维持一年。

碘片剂和溶剂:碘酸钾片剂或溶剂只是偶尔用于特殊人群(Dunn 等,1987)。如玻利维亚和罗马尼亚针对青少年学生的缺碘(Simescu 等,1993);瑞典、苏丹和比利时针对孕妇的缺碘(Elnagar,1996;Glinoer,1993)。这种方法常用在不适宜用碘盐的情况下。许多欧洲缺碘地区用这种方法很可行,很有效。因为此方法对实施对象文化素质要求较高,要求实施对象能够天天坚持和自我督促。

其他介质:根据特定环境,结合当地的生活起居方式进行补碘。如在新疆通过日常生活消费品砖茶(Li 等,1989),苏丹通过糖(Eltom 等,1995),荷兰和俄罗斯通过面包添加剂(Gerasimov 等,1995),Suwanik(1982)开发了碘化鱼酱油或大豆酱油作为外加碘化调味品。这些方式实行起来比较困难,首先必须区分是否需要补碘的风险人群,并要控制商品的流通范围,因为那些已经通过其他方式补过碘的人群或不缺碘的人群不再需要补碘。

IDD 控制项目:碘缺乏控制一直是国际公共卫生和营养学界的重大课题之一。国际组织和各国政府实施了许多跨国家、跨地区的补碘项目,然而除了部分能够持续管理的项目以外,绝大多数消除碘缺乏病的努力都失败了(Dunn,1996)。这是因为在许多国家之间推行的项目多与当地人民生活条件和习惯差异很大。虽然项目通常都由所在国家的卫生部门管理执行,有时还颁布相应的法规条例。但是,项目往往要求在全国培训、管理、投放含碘量标准等等方面一致,这就很有可能脱离当地的实际情况,从而导致最终的失败。

比较以上各类补碘方法,从补碘对象的角度看,可以概括为两种类型:(1)针对全体人群的方法(加碘盐,碘面包和饮用水中加碘等);(2)针对有缺碘可能的风险人群(儿童和育龄妇女)的方法(碘油和碘化物药片等)。

针对全体人口的补碘方法,不可避免地可能发生由碘引起的甲状腺毒症。其发病率主要取决于人口中 40 岁以上的中老年人所占比例。如果以处方形式有针对性地施用碘油和碘化物药片,即可以避免中老年易感人群的风险(朱莲珍主译,1994)。用口服碘油方法对儿童补碘可以通过儿童妇幼保健中心和学校进行,因为在校儿童纪律性较强,便于管理。

总的来看,针对部分风险人群的方法和针对全体人口的方法各有优缺点,必须按照不同地区的具体情况,针对不同人群区别实施。但是,在我国,碘盐作为针对全体人口的补碘措施,在预防大范围的碘缺乏病方面,其优点远大于导致甲状腺毒症的缺点。

在人群中推行某一项补碘措施时,当地政府常辅之以必要的法规措施,它的最大优点是可以通过卫生保健网络进行。对于严重碘缺乏,尤其是当妇女和儿童严重缺碘时,必须引起政府的高度重视,采取更加强有力的措施,因为它直接关系到当代和下一代人口的整体素质。

由此可见,在较大范围内补碘时,只有加碘盐和碘油是被广泛接受和推广的。但是,至今尚没有一种方法能够从根本上预防或对治碘缺乏病,经济、简单可行、覆盖面广的新方法始终处于探索阶段。

二、牲畜补碘

对牲畜缺碘问题的研究并不只是从碘作为营养素方面出发的,主要源于两个方面的考虑:(1)牲畜因碘缺乏而不育,影起甲状腺活性损伤,从而影响畜牧业生产;(2)牲畜作为人类食物链的中间环节,其肉碘含量直接影响人体碘摄入量。

在碘缺乏地区,母畜经常会产下瘦弱、无毛的幼畜(Evvard,1928)。碘缺乏还会影响幼畜的发育,如死胎、流产、死产等等(Allcroft 等,1954;Mussett 等,1954)。Allcroft

等(1954)也证明,在流产、死胎和新生畜瘦弱发生率高的畜群中,血清 PBI 水平低于正常值。Falconer(1965)的实验表明,在母羊怀孕前数月切除甲状腺可以大幅度降低羊羔出生前后的存活率。此外,通过对母羊补碘也成功地降低了新生羊羔的死亡率(Andrews 和 Sinclai,1962)。

　　除生殖障碍以外,牲畜的生育力也经常与缺碘有关,如奶牛因发情期不规则或被抑制引起不育便与碘缺乏有关(Hetzel 和 Maberly,1986)。Moberg(1959)在芬兰碘缺乏地区对 1572 头母牛进行了实验,用碘治疗后的第一次交配受孕率及发情期不规则的母牛数量得到显著改善。McDonald 等(1962)在加拿大的碘缺乏地区进行的研究表明,在母牛进入发情期之前 8—10 天口服有机碘剂,第一次交配受孕率也有明显提高。补碘对雄性牲畜的生育力有同样的作用,公牛、公马等因碘缺乏性欲减退,精液质量变劣,经补碘以后得到了改善(Maqsood,1952)。

　　各类牲畜、家禽基本碘摄入量标准差异很大,没有比较一致的看法。一些学者对牛、猪和鸡等对碘的需要量做了研究,但看法不一致(ARCGB,1966;Creek 等,1954;Hartmans,1974;Scott 等,1960;Sihombing 等,1974)。然而,通过补碘可以提高肉类和禽蛋的碘含量,达到对人体补碘的目的,这一点已成为业界的共识。例如,对鸡实行集中补碘可以提高鸡蛋蛋黄碘含量 4—10 μg(Marcilese 等,1968),如果加大补碘量,可以使鸡蛋提高碘含量 100 倍(Guillemin 等,

1963；Gurevich，1960；Johnson 等，1957）或 1000 倍（Mar-
cilese 等，1968）。

三、植物中的碘

目前还没有研究结果证实碘是植物必需的微量营养元素
（刘铮等编著，1991：324）。植物碘含量在不同种类之间，不
同地理环境，或是植物的不同部位，存在很大的差异。陆生
植物碘含量一般较低，常低于 1 mg/kg；海生植物碘含量一般
较高，从几十到几千不等。牧草中双子叶牧草碘含量较禾本
科牧草约高 13 倍（Hartmans，1974）；植物的不同部位碘含量
也不一致，一般子叶比籽粒碘含量高（Kabata，1984；CIEB，
1956）。碘是否是植物生长的必要微量营养素，或者只是有
利于某些种类植物，还有待科学界进一步研究。

四、一种全新的价廉、有效的方法：通过灌溉水系统的环境补碘方法

新疆和田地区属严重碘缺乏地区。当地老百姓传统上习
惯食用采自塔克拉玛干大沙漠中的岩盐，此盐几乎不含碘。
虽然有个别商店出售加碘盐，但是多数人因经济贫困或饮食
习惯仍然喜欢食用廉价的岩盐。1984 年政府曾在此地实施
碘油注射，1988 年发放碘油丸，近年又推行碘缓释器，然而，
都没有收到预期的预防效果。因此，在过去多种补碘方法都
不尽如人意的情况下，DeLong 教授主持的中美合作研究小组
大胆创新，开拓思路，设计出一项全新的补碘方法，并于

1992—1995 年在新疆和田地区和田县的三个乡和墨玉县的一个乡做实验。即将碘投入灌溉水系统,均匀地覆盖整个人群。其基本设想是通过灌溉水系统提高土壤碘含量,经植物、动物等食物链作用,最终达到对人体补碘来预防或对治碘缺乏病。

据现有文献研究(Cao 等,1994a,1994b;DeLong 等,1997;DeLong,2000;Jiang 等,1997),环境补碘实验的初步结果令人满意:(1)一次补碘的有效期至少 5—6 年,其直接成本仅为人均 1.02 元(人民币),如果按 6 年计算,则每年每人只需 0.17 元[①];(2)儿童和育龄妇女的尿碘中位值由＜ 10 μg/L 提高到平均 55 μg/L 以上,补碘地区婴儿、新生儿死亡率降低了 50％以上;(3)在补碘后的几年里,农作物、蔬菜和肉类的碘含量提高了 5 倍,羊和鸡甲状腺碘含量提高了 3 倍,羊存栏数增长了 35％—63％,人均年收入增长 5％;(4)儿童大脑、身高和体重等指标显示其生长发育得到明显改善。因此,环境补碘方法是一项具有开创性的设计,对人口健康水平的提高和环境、动植物的碘营养改善都是十分有益的。然而,对于这样一种全新的补碘方法,尚需进行详细、系统的研究评价。

五、文献评述

综上所述,碘缺乏直接关系到人口健康水平和素质的提

---

① 未计算项目管理人员的工资等人力资源成本。

高,以及畜牧业生产。在碘缺乏的自然环境条件下,人们已经能够通过外界干预来改善碘营养。控制碘缺乏工作是一项长期任务,且补碘对象的特征千差万别,适宜的补碘方法至关重要。因此,人们从各个角度,针对不同对象,仍然在探索效益、可操作性各方面都比较好的补碘方法。从现有文献分析可以看到现有的补碘方法在各方面仍有不足,有待进一步摸索。

(1)尽管加碘盐受到世界各国政府和国际卫生组织的推荐,但是同样面临挑战。首先是加碘盐在贮运过程中,碘含量水平因保管不善降低;其次是生产厂家对加碘盐质量控制达不到质量要求;再次是在某些贫困地区,人们或者是因为消费不起加碘盐,或者是因为饮食习惯(食用土盐),加碘盐补碘方法在这些地区起不到应有的效果。虽然用加碘盐等对牲畜和家禽补碘,其效益非常明显,但是在许多碘缺乏严重的地区,经济非常困难,长期实行成本太高,当地财政很难负担得起。何况,此类方法的有效期较短,加大了补碘的成本。

(2)食用碘油丸和注射碘油虽然有效期较长,但是局限性也很大。因为成本高,管理水平要求高,不仅要作日常检查,而且要对医务人员进行必要的培训。

(3)其他通过某种介质的补碘方法,因要控制风险人群和发放范围,实施更加困难。这几类方法都有一个共性——见效快,因而也被许多注重短期效益的政府所采纳。

(4)虽然短期内环境补碘水平不如其他方法高,但是它可以覆盖整个人群,且成本低,持续时间长,影响面广,其成本收益比是非常令人惊喜的。通过比较发现,过去常用的上述几类方法都是针对特定人群或生物,相对封闭,不对生存环境造成影响。而通过灌溉水系统进行的环境补碘,却截然不同,不仅对全体人口补碘,而且改善整个生态环境中的碘营养,影响动植物生活和生长环境。虽然这方面的文献不多,仅有本课题组对土碘、尿碘、家禽、家畜和各类农作物碘含量做出过报道,但从目前的结果来看,不仅达到了对人群补碘的预期目标,而且环境中的土壤、植物碘含量都明显提高,家禽家畜的碘含量及牲畜产量相应得到了改善和提高,甚至一些农作物的营养状况和产量也得到了改善(Cao 等,1994b)。然而,作为微量元素干预的新方法,它的环境、人口健康和社会经济综合效益如何,推广、应用的条件如何,有无负面效应,等等,目前还有许多问题有待深入研究。这正是本书下面各章节重点研究的内容。

第二节　研究的理论假设与框架

一、研究的理论假设

本研究属于探索性实证研究,其理论基础是可持续发展理论(Sustainable Development)。虽然可持续发展的思想由来已久,但是,系统深入的研究始自 Broundtland(1987)女士发表《我们共同的未来》一书。20 世纪 80 年代中期以来,世界各国掀起了可持续发展研究的浪潮。迄今为止,可持续发展思想已被各国政府所接受,但是其概念和内涵表达不一,存在理解上的差异。如果从研究方向出发,大致可以归为以下四个方面:(1)从经济学角度研究可持续发展的理论,其基本内容以区域开发,生产力布局,经济结构优化,物资供需平衡等为主(Brown,1996;Barbier,1987;Pearce,1990;WRI,1992—1993);(2)从强调社会发展,社会分配,利益均衡等方面出发研究可持续发展的社会学理论(UNDP,1996,1997;IUCN-UNCP-WWF,1991);(3)以生态平衡,自然保护,资源环境的永续利用为主要内容的生态学可持续发展理论(Broundtland,1987;Admas,1990);(4)用系统学方法,以综合协同的观点探索可持续发展的本源和演化规律(Niu,1993,1994,1996)。

综合以上各学派的观点,中国科学院可持续发展研究组(2000)认为可持续发展思想的核心是规范两大基本关系:一是"人与自然"之间的关系;二是"人与人"之间的关系。可持续发展必须是"发展度、协调度、持续度"的综合反映和内在统一。

环境条件是地区社会、经济可持续发展的基础。过去在谈到人类的经济活动时,大多强调在开发、利用自然资源的同时,造成对环境生态的破坏,对后代发展资源的"掠夺"。但是在自然条件恶劣的地区,人类同样能够通过改善自然生态环境以满足当今人类生存的需要,同时为未来社会的可持续发展创造条件。

　　环境补碘就是从此思想出发,协调"人与自然"的关系,保障人类的健康。即在碘缺乏地区,通过外界干预措施改善生态环境中的碘营养平衡,在达到对人体补碘,控制碘缺乏的同时,增进农村经济的发展。本项研究重点关注的是环境补碘与人口健康状况的改善和社会经济发展之间的关系,以及产生的效应,因此研究的总体理论假设是,通过外界干预,改变自然生态环境中微量元素碘的分布、水平,能够促进人口健康状况的改善和社会经济的可持续发展。另外,从事物的正反两个方面看问题,环境补碘与人口健康状况和社会经济发展的关系也应从两个角度分析,即正面影响和负面影响。

二、理论假设检验的层次

　　环境补碘对环境、社会的影响是非常深刻的,涉及社会发展、人们生活的所有方面。为了全面、准确地探讨环境补碘与环境、人口健康状况和社会经济发展之间的关系,验证我们提出的理论假设,本书将从三个层次进行研究和探讨。

　　(1)个体层次:这是最基本的层次。需要收集反映个体行为和健康水平的相关变量,其对象主要是少年儿童和育龄妇女。探察补碘前后、实验村与对照村之间人体补碘效果及儿童生长发育状况。

（2）社区层次：这里的社区层次主要指乡和村一级。通过分析社区层次的有关社会经济变量，健康水平，考察补碘前后、实验村与对照村之间社区发展的差异。

（4）自然环境层次：自然环境决定了人类的生存条件或社会经济发展条件。考察研究环境补碘后自然环境中碘含量的变化水平，持续时间，以及对动植物的碘营养改善程度，对认识此方法的有效性、可行性有重要意义。

第三节　研究的理论框架

从理论假设可以看出，环境补碘作为一项外部因素，与环境、人口健康状况和社会经济发展之间存在紧密的关系。它们之间关系的紧密程度，作用方向，最终效果如何是研究的重点所在。图 2-1 能够帮助我们更加直观、清晰地了解它们之间的关系。首先，研究环境补碘干预措施是否能够有效改善生态碘营养环境，其持续有效期如何，因为这直接关系到此补碘方法的效果和成本；其次，通过人体碘摄入量、儿童生长发育指标、婴儿死亡率等考察环境补碘对人口健康水平的改善程度；再次，分析环境补碘对区域社会经济发展的影响。因此，本项研究的理论框架是科学分析环境补碘干预措施与生态环境、人口健康和社会经济发展三者之间的相互作用关系。

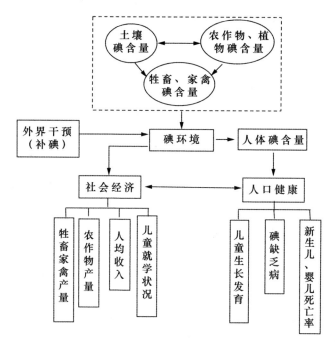

图 2-1　环境补碘与环境、人口健康、社会经济发展的关系示意图

从图 2-1 中可以看出环境补碘的基本思路。通过外界补
碘干预改善生态碘环境,即通过提高土壤碘含量,进而改善
动植物的碘含量,使人口生存的基本碘环境发生变化,经食
物链的循环作用改善人体自身的缺碘状况,达到提高人口健
康水平的目的。因环境补碘实验的开放性,不仅对人口健康
产生影响,而且同时对社会经济也产生作用。根据有关文
献,某些植物对土壤中的碘具有吸附、再分配的作用(刘铮等
编著,1991),因此土碘含量与植物碘含量之间是双向关系。
人口健康水平与社会经济发展之间可以相互促进。环境补碘
理论上讲对人口健康水平和社会经济环境会产生正负两方面

的作用,关键之处在于碘补给量、方式方法等是否恰当。自然碘环境、社会经济和人口健康水平三者是相互作用和影响的关系,其核心、最高目标是人口健康。我们关心和需要验证的核心问题是环境补碘对人口健康水平改善的程度以及对社会经济影响的效果如何。

第三章　研究地区背景、数据资料与研究方法

第一节　研究地区的基本状况

新疆和田地区位于昆仑山脉北部的冲积扇上，边缘地区是著名的塔克拉玛干大沙漠，属于边远、贫困地区，经济主要以种植业为主。和田是严重的碘缺乏地区之一，同时也是世界上最贫瘠、最干旱的地区之一，其年降水量不足 25 毫米，完全依靠昆仑山的冰川融雪水灌溉。我们研究的地区位于和田河流域的绿洲上，有相对较为完善的灌溉系统（图 3-1）。

和田河流域集中分布着墨玉县、和田县、和田市和洛浦县，人口 60 多万。当地居民主要是维吾尔族，因自然环境严重缺碘，碘缺乏病极为严重。据 1990 年在和田县土沙拉乡进行的抽样调查，2% 的人口患有克丁病，54% 的人口患有可见甲状腺肿大，尿碘中位值为 $10—25\,\mu g/L$，水碘 $1.2\,\mu g/L$，年家庭收入为 250—1000 元，出生率为 23‰，婴儿死亡率在 55‰以上。据和田地区卫生局 1999 年统计资料显示，甲状腺肿大率仍为 48%—68%，其中 8%—11% 有明显的神经性缺损；25%—30% 的婴儿因碘缺乏而小脑发育畸形。

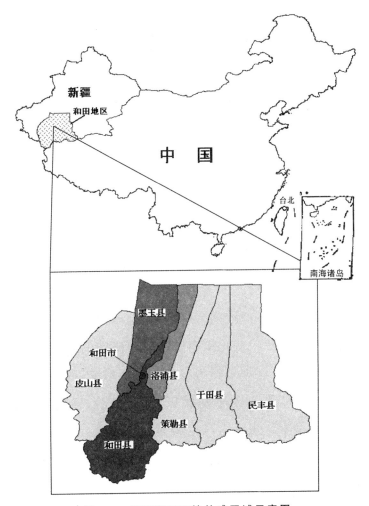

图 3-1　新疆和田环境补碘区域示意图

　　在和田地区,政府在碘缺乏控制方面投入了大量的人力和物力。因多种原因,加碘盐不被接受,人们习惯食用采自沙漠底部的岩盐。当地老百姓认为此种盐便宜而且味道可口。经化学成分分析,此种盐几乎不含碘元素。但是,用此种盐水做饭,在当地传统烹饪文化中是非常普遍而重要的。此外,在该地区也先后尝试过其他的补碘方法。例如,至今为止,政府始终在大力推行加碘盐的食用,并且根据当地普遍食用土盐的实际情况,在某些村推广碘缓释器,在某些乡发放碘油丸等等,其效果短期内见效很快,但是因当地经济水平极端落后,人口文化素质普遍偏低,老百姓或是因购买不起,或是因认识不够,收效很小。很显然,要想在此地有效地控制碘缺乏病,需要探索新的补碘方法。环境补碘项目大胆设想通过当地完善的灌溉系统将碘投入水中,碘被土壤吸收,改善植物和农作物碘营养,经食物链作用被动物和人体吸收,达到对人群补碘的目的。如果碘能够在土壤中保持足够长的时间,那么此方法就更加经济、可行。此方法无选择性,覆盖整个人群。

第二节　数据资料来源

本书中所用数据来自三个方面:

(1)由新疆维吾尔自治区地方病研究所和新疆维吾尔自治区防疫站、美国杜克大学医学中心负责调查和测定的各类土壤、动植物碘含量及儿童生长发育指标。数据采集范围是最早补碘的 4 个乡(1992 年朗如乡,人口 1600;1993 年巴克其乡,人口 12900;1994 年土沙拉乡,人口 21500;1995 年扎瓦乡,人口 40000)。在环境补碘区,从补碘的前一年到 1999

年,每年从水稻田、小麦地和玉米地随机采集50厘米深土样40种。在朗如乡和巴克其乡,除了土样外,还从补碘前一年至1999年,每年在农作物收获后从农民家或庭院中随机抽取小麦(12)、大米(18)、稻草(18)、大白菜(12)样本若干(括号中为样本数),在屠宰市场随机采集羊甲状腺和鸡甲状腺各4只。样本碘含量测定由新疆地方病研究所承担。同时,在朗如乡和巴克其乡自补碘前一年至1999年,每年随机采集2—6岁儿童尿样各30种(每岁6种样本,男女各半)和16—35岁育龄妇女尿样各20种;每年随机抽取5岁儿童30名(男女各半),并测量他们的身高和脑周长。所有的样本和儿童生长发育指标都由姜新民医生负责。他从1989年起就开始参与和田地区补碘项目,所有的工作都证明数据质量非常好。

(2)从和田县、墨玉县、和田市和洛浦县的统计局和畜牧局,以及朗如乡、扎瓦乡和巴克其乡的档案室收集了1990—1999年农业生产数据,具体指标包括粮食平均亩产量,小麦、玉米和水稻平均亩产量,人均收入,牲畜存栏数,人口总数和劳动力人数等。同时,从各县、各乡的妇幼保健站收集到了1988—1999年的人口出生数和婴儿、新生儿死亡数据。县一级资料较为齐全,但是乡一级资料因管理原因,遗失非常严重,资料较为齐全的乡镇很少。例如,巴克其乡个别年份资料不全,而土沙拉乡则很难收集到较为齐全的农业经济数据。而朗如乡和扎瓦乡则有着非常详细的资料记录。

(3)其他资料还包括本人在各县乡组织的小型座谈会及

入户访谈记录。作为补充资料,有利于定性分析,并进一步加深了对在该地区进行环境补碘所带来人们观念和行为变化的认识。

第三节　研究方法

本项研究属于实证性研究,其目标是为了检验我们的理论假设,评估环境补碘对环境、人口健康和社会经济的影响。研究方法的准确使用与创新是解决问题的根本保证。为了准确、有效地揭示环境补碘与环境、人口健康、社会经济发展之间的关系,本书将主要应用下列研究方法。

一、定性研究方法

(1)文献检索研究法。我们的任何一项科学研究都离不开前人的工作。通过大量的文献检索和研究,可以全面了解本书所研究问题的理论基础、研究现状、有待解决的问题,找准我们的切入点,为我们的研究方向奠定基础。

(2)比较法。比较法是本书的主要方法之一。书中许多问题都是通过比较环境补碘地区与非补碘地区各项有关指标的差异,通过比较环境补碘前后的变化,判断环境补碘的作用大小和方向。书中采用了绝对指标的比较和相对变化率指标的比较,以观察影响程度和幅度,静态和动态的变化大小。

二、统计方法

统计方法是定量检验理论假设的手段。本书将用方差分析方法（analysis of variance）分析环境补碘对出生率的影响，用逻辑斯蒂回归方法（logistic regression）研究环境补碘对婴儿、新生儿死亡风险的影响，最后将用结构方程模型（structural equation model）进行环境补碘对人口健康状况与社会经济发展影响的综合分析。本节简要概述这三种方法。

1. 方差分析

方差分析是对多个群体均值是否相等这一假设进行检验。一般分为单因素方差分析、双因素方差分析和多元方差分析。因为文中没有用到多元方差分析，在此不作介绍。

方差分析的基本原理是通过方差比较检验各个群体的均值 $\mu_1, \mu_2, \cdots, \mu_r$ 是否相等。均值存在差异的原因来自两个方面，一方面是由因素中的不同群体造成的，另一方面是由样本的随机误差产生的。因此，这两方面的差异可以用两个方差计量，即群体之间方差和群体内部方差。如果在群体之间的方差中，仅有随机因素的差异，而没有系统性差异，它与群体内部方差应近似，其方差比值会接近于 1；反之，如果不同群体对结果产生影响，在群体之间的方差中就会包括了随机性差异，也包括了系统性差异，此时，方差就会大于群体内方差，两个方差的比值会大于 1。当比值达到某个临界点，就可以判断不同群体之间存在着显著性差异。方差分析就是通过不同方差的比较,做出接受原假设或拒绝原假设的判断(贾俊平等编著,2000)。

单因素方差分析的基本步骤为:

(1)建立假设:原假设为 $H_0:\mu_1=\mu_2=\cdots=\mu_r$;备择假设为 $H_1:\mu_1,\mu_2,\cdots,\mu_r$ 不全相等。

(2)计算群体均值:令 $\bar{x}_j$ 为第 j 个群体的样本均值,则

$$\bar{x}_j = \frac{\sum_{i=1}^{n_j} x_{ij}}{n_j}$$

x_{ij} 为第 j 个群体下的第 i 个观察值;n_j 为第 j 个群体的观察值个数。总均值的一般表达式为

$$\bar{x} = \frac{\sum_{j}\sum_{i} x_{ij}}{n}$$

(3)计算离差平方和:离差平方和有总离差平方和、误差项离差平方和及群体项离差平方和。

① 总离差平方和(sum of square for total,简称 SST)反映离差平方和的总体情况,公式为

$$\text{SST} = \sum_{j}\sum_{i} (x_{ij} - \bar{x})^2$$

② 误差项离差平方和(sum of square for error,简称 SSE)反映随机因素带来的影响,公式为

$$\text{SSE} = \sum_{j}\Big[\sum_{i} (x_{ij} - \bar{x}_j)^2\Big]$$

③ 群体间项离差平方和(sum of square for factor A,简称 SSA)表现的是组间差异,包括随机因素和系统因素的影响,

公式为

$$SSA = \sum_j \sum_j (\bar{x}_j - \bar{\bar{x}})^2 = \sum_j n_j (\bar{x}_j - \bar{\bar{x}})^2$$

它们之间的关系为　　$SST = SSE + SSA$

（4）计算平均平方

对于 SSA，平均平方（mean square）MSA 为

$$MSA = \frac{SSA}{r-1}$$

其中，$r-1$ 为 SSA 的自由度，r 为群体个数。

对于 SSE，平均平方 MSE 为

$$MSE = \frac{SSE}{n-r}$$

其中，$n-r$ 为 SSE 的自由度，n 为观察值个数。

（5）统计决策

MSA 与 MSE 的比值服从 F 分布

$$F = \frac{MSA}{MSE}$$

如果 $F > F_a$，那么拒绝原假设，接受备择假设。

双因素方差分析与单因素方差分析类似，在不考虑因素 A 和因素 B 的交互作用情况下，只需要对总离差平方和 SST 进行分解，结果为三部分，即反映因素 A 组间差异的方差 SSA，反映因素 B 组间差异的方差 SSB 和随机误差 SSE 的离散状况。假定条件是，每一个观察值 x_{ij} 是由因素 A 的 r 个群体和因素 B 的 k 个群体组成的 $r \times k$ 个总体中抽取样本容量为 1 的独立随机样本。这 $r \times k$ 个总体的每一个总体均服从

正态分布,且有相同的方差。计算公式为:

$$\mathrm{SST} = \sum_j \sum_i (x_{ij} - \overline{\overline{x}})^2$$

$$\mathrm{SSA} = \sum_j \sum_j (\overline{x}_{.j} - \overline{\overline{x}})^2 = \sum_j k \ (\overline{x}_{.j} - \overline{\overline{x}})^2$$

$$\mathrm{SSA} = \sum_i \sum_i (\overline{x}_{i.} - \overline{\overline{x}})^2 = \sum_i r \ (\overline{x}_{i.} - \overline{\overline{x}})^2$$

$$\mathrm{SSE} = \mathrm{SST} - \mathrm{SSA} - \mathrm{SSB}$$

对于因素 A,SSA 自由度为 $r-1$,均方差为

$$\mathrm{MSA} = \frac{\mathrm{SSA}}{r-1}$$

对于因素 B,SSB 的自由度为 $k-1$,均方差为

$$\mathrm{MSB} = \frac{\mathrm{SSB}}{k-1}$$

对于随机误差项而言,均方差为

$$\mathrm{MSE} = \frac{\mathrm{SSE}}{n-r-k}$$

通常统计应用软件会给出以下形式的双因素方差分析表(表 3-1),F_A 和 F_B 分别为因素 A 和因素 B 的 F 统计量。

表 3-1 双因素方差分析表

误差来源	离差平方和	自由度	均方差	F 值
因素 A	SSA	$r-1$	MSA=SSA/$(r-1)$	F_A=MSA/MSE
因素 B	SSB	$k-1$	MSB=SSB/$(k-1)$	F_B=MSB/MSE
误差	SSE	$(r-1)(k-1)$	MSE=SSE/$(r-1)(k-1)$	
合计	SST	$n-1$		

2. 逻辑斯蒂回归

通常在做多变量分析的时候,首先选择的是多元线性回

归方法。然而,用最小二乘法(OLS)估计方程时,存在三个问题(Aldrich 和 Nelson,1984;Hanushek 和 Jackson,1977;Maddala,1983):(1)在用线性方程的时候,一般假设误差项与自变量之间相互独立,即自变量的变化与误差项无关。有时此假设将导致因变量的解释概率超出[0,1]的范围,因为线性方程右边,$\alpha + \sum_k \beta_k X_k$,不是严格限定在[0,1]范围内。(2)在自变量取任意值时,假设误差项之间相互独立。但当因变量为二分变量时,如果用最小二乘法,会引起此条件的不稳定,其原因请参阅 Hanushek 和 Jockson(1977)或 Mckelvey 和 Zavoina(1975)。(3)误差项不能保持稳定。因为误差项的方差是 $\pi(1-\pi)$,$E(Y)=\pi$ 是作为逻辑斯蒂回归方程的因变量的,π 随各自变量的值的变化而变化,因而误差项方差也相应发生变化。

当因变量为二分变量时,我们常使用逻辑斯蒂回归方程。为了便于理解标准回归系数和确定系数(R^2),假设有一套数据 x_{ik} 和 $Y_i(i=1,\cdots,n)$,Y_i 为二分因变量($Y_i=1,0$),x_{ik} 是第 i 个记录的第 k 个协变量的值。对于第 i 个记录,我们定义一个连续潜在变量 Y_i^* 表示 $Y_i=1$ 时的发生倾向。如果 $Y_i^* > 0$,则 $Y_i=1$;反之,$Y_i=0$。用线性函数表示为

$$Y_i^* = \sum_{k=0}^{K} \beta_k x_{ik} + \varepsilon_i$$

因此,当 $Y_i=1$ 时,Y_i^* 的发生概率 π 可以表示为

$$\pi = P(Y_i=1) = P(Y_i^* > 0) = P\left(\alpha + \sum \beta_k X_{ik} + \varepsilon > 0\right)$$

$$= P\left(\varepsilon >- \left[\alpha + \sum_k \beta_k X_{ik}\right]\right) = P\left(\varepsilon < \alpha + \sum_k \beta_k X_{ik}\right)$$

公式最后部分遵循误差项对称分布的假设。实际上这是我们在选择分析方法时对误差项(ε)所作的假定。例如,如果假设 ε 服从正态分布,可以用 Probit 分析方法(Aldrich 和 Nelson,1984；Maddala,1983),此时最后部分为 ε,小于线性预测因子为 $\alpha + \sum_k \beta_k X_{ik}$ 时的概率。到目前为止,还没有精确的代数表达式来估测这种概率。如果假设误差项服从逻辑斯蒂曲线分布,特别是在逻辑斯蒂曲线和正态分布的图形很相似的条件下,用 Probit 和逻辑斯蒂回归方法结果会非常一致。因此,逻辑斯蒂曲线分布无论从数学表达还是解释性都具有优势。当 $Y_i = 1$ 时,概率表达式为

$$P(Y_i = 1) = \pi = \frac{\exp(\alpha + \sum_k \beta_k X_{ik})}{1 + \exp(\alpha + \sum_k \beta_k X_{ik})}$$

其中,π 永远落在区间 $[0,1]$ 之间。至此,我们不必再构建一个潜在变量,而直接用逻辑斯蒂方程来估测发生概率。为了将方程表示为线性关系,对上述方程取 logit 变换,则逻辑斯蒂回归方程的最终表达式为

$$\log\left(\frac{\pi}{1 - \pi}\right) = \alpha + \beta_1 X_1 + \beta_2 X_2 + \cdots + \beta_K X_K$$

其中,$\pi/(1-\pi)$ 被称为概率发生比(odds)。

通常,我们不考虑模型中自变量之间的交互作用。因为在第 5 章的模型中,我们将在环境补碘对婴儿、新生儿死亡影响的模型中考虑变量之间的交互作用,所以有必要简单地对

逻辑斯蒂回归方程交互作用项的解释作简明介绍,详细内容请参见 DeMaris(1991),Hosmer 和 Lemeshow(1989)。如果我们想知道变量 X_1 和 X_2 之间交互作用对对数发生比(log odds)的影响,假设 X_1 和 X_2 只是彼此之间发生交互作用,不与其他变量发生交互作用,且 X_1 为目标变量[①],X_2 为调整变量[②],那么逻辑斯蒂方程可以表示为

$$\log\left(\frac{\pi}{1-\pi}\right) = \alpha + \sum_k \lambda_k W_k + \beta_1 X_1 + \beta_2 X_2 + \beta_3 X_1 X_2$$

$$= \alpha + \sum_k \lambda_k W_k + \beta_2 X_2 + (\beta_1 + \beta_3 X_2) X_1$$

其中,$W_1, W_2, \cdots, W_K$ 为模型中其他自变量。X_1 影响对数发生比的斜率为 $(\beta_1 + \beta_3 X_2)$,X_1 的风险比因与 X_2 的交互作用变为 $\exp(\beta_1 + \beta_3 X_2)$。其解释意义为,在控制其他自变量的情况下,相对于参照组 X_1 每变动一个单位的风险比。

3. 结构方程模型

结构方程模型最早由 K. Joreskog 与其合作者于 60 年代末提出并逐步改进完善,其相应的分析软件(LISREL)也越来越被研究学者所采用。结构方程模型实际上是一种建模、估计和检验因果关系的过程。因模型可用以估计无法观测的参数结构,同时检验因果关系模型中的各个假设,被越来越多的学者所关注。尤其是在社会科学研究领域,存在大量的不可直接观测的变量,而这些变量可以通过一系列量测指标来

---

① 即首先关注的变量。

② 即与目标变量发生交互作用的变量。

研究,这正是结构方程模型的优点。在近年的社会科学文献中,结构方程模型几乎是主导方法,且应用越来越广泛(Kelloway,1996;Stone-Romero,Weaver 和 Glenar,1995)。Cliff(1983)称此方法为统计学的一次革命,因为自方差分析方法提出以来,还没有哪一种方法被如此广泛地应用于社会科学研究。但是,结构方程模型结构复杂,计算量大,直到20世纪90年代初因计算机的发展在国内外才得到较为广泛的应用(郭志刚主编,1999:339)。

结构方程模型之所以如此流行,至少有三方面的原因(Kelloway,1998)。(1)许多社会科学学者习惯用一些指标反映他们就某一问题设计的结构关系。这些指标对结构关系的解释程度如何是很难判断的。实证性因子分析方法(comfirmatory factor analysis)比传统的探索性因子分析方法(exploratory factor analysis)要简单、明了得多。结构方程模型进一步从总体上对模型中的因子和参数通过实证性因子分析方法验证理论假设,并给出明确的结构关系测度判断。(2)除了指标测度问题以外,社会学者还对关系测度感兴趣。随着对某一社会现象的了解,其结构关系也越来越复杂,结构方程模型可以很好地检验这种复杂的模型。在检验某些因果关系和某些中间变量的作用时,多元回归是无法做到的。(3)结构方程模型可以同时用联立方程处理测量和预测问题。特别是对社会科学中不可直接测量变量的影响,结构方程模型可以同时做出估计,并检验结构关系。这非常有利于研究者对某一问题的准确理解。

结构方程模型在以下几方面与以往的多元分析方法（multivariate analysis）不同：（1）它是一种实证性（confirmatory）分析方法，而不是探索性（exploratory）分析方法，即事先已经通过理论和文献研究假定各变量之间的关系，结构方程可以定量地验证和修正理论假设。（2）在构建模型，估计模型的参数，以及检验模型对数据的拟合程度方面没有过多的限制，允许测量误差存在，残差项可以相关。而传统的多元统计方法不能估计和纠正测量误差。（3）结构方程模型不仅能够分析观测变量（observed variables），而且能够处理不可观测变量（unobserved 或 latent variables）。多元统计方法只能分析观测变量。（4）结构方程模型可以在估计变量之间的直接效应的同时，估计变量之间的间接效应，这是多元统计方法无法做到的。

在环境补碘综合效应模型中，考察的变量中不少是不可观测潜在变量，研究的是各个不可观测潜在变量之间的因果关系。例如，"人口健康"和"农村经济"等潜在变量，它们不能够被直接测量，往往需要其他标识标量来测度，因而存在测量误差问题。并且在考察环境补碘对人口健康的直接影响的同时，还要分析环境补碘经农村经济变量对人口健康的间接效应。所以，通常的多元统计分析方法不能够满足我们综合分析的需要，而结构方程模型却能够很好地满足理论模型的条件。

（1）结构方程模型的基本思路

结构方程模型（structural equation modeling，简称 SEM）是一种对某类现象的结构关系理论作实证性多元分析的统计方法。结构方程的重要特征之一就是反映多个变量之间的"因果"（causal）关系。从字面上理解，至少包含两方面的内容：（1）研究的"因果"关系可以用一系列的结构方程（structural equations）或回归方程（regression equations）表示；（2）各种结构关系可以用通径图表示其理论概念。因此，结构方程可以从整体上通过联立方程系统检验理论模型。

结构方程模型通径图和分析方法

结构方程模型一般由三部分组成：两个量测模型（measurement model）和一个结构模型（structural model）。量测模型分析可量测变量与不可量测变量之间的关系，也就是说，它通过量表的得分将标识变量（indicator variables）与不可观测的潜在变量（unobserved latent variables）联系起来。结构方程模型分析不可测量潜在变量之间的关系，即分析哪一个潜在变量直接或间接影响另一个潜在变量的变化。通常将潜在变量区分为内生潜在变量（endogenous latent variable）和外生潜在变量（exogenous latent variable）。

在结构模型中，ξ 变量代表外生潜在变量，反映因果关系中的"起因"，相当于自变量（independent variable），它引起其他潜在变量的变化，其自身的变化不能被模型解释，被认为是因模型之外的因素的影响。η 变量代表内生潜在变量，反映因果关系中的"效应",相对于因变量(dependent variable),它的变化受模型中的外生潜在变量直接或间接影响,可以完全由模型中的外生变量或其他变量解释,因为所有影响它的潜在变量都包含在模型之中。β 表示内生变量之间的效应;γ 表示外生变量对内生变量的效应。外生变量之间的相关用 φ 表示。一个内生响应变量与一组外生变量及内生解释变量之间的关系可以用一个结构方程表示,方程的误差项计作 ζ。ζ 之间的关系则用 ψ 表示。

另两个量测模型表示各标识变量与内生或外生潜在变量之间的回归,其系数用 λ 表示。外生变量和内生变量的测量误差分别记作 δ 和 ε。

根据这一模型,ξ_1 和 η_2 是分别通过 3 个标识标量来度量的,ξ_2、η_1 和 η_3 分别用一个标识标量度量。图 3-2 直观地反映了各变量之间的关系。

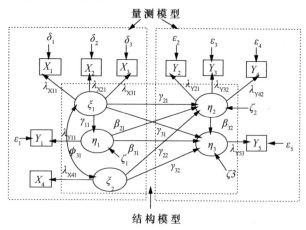

图 3-2　结构方程通径示意图

结构方程模型分析方法的基础是实证性因子分析（confirmatory factor analysis）和通径分析（path analysis）。Wright（1921,1934）提出通径分析方法后，因计算量大、过于复杂而没有得到很好应用。直到 Duncan（1966）将此方法成功地应用到社会学研究中，才得到了广泛的应用，尤其在行为科学中。虽然传统的通径分析方法比传统的单变量（univariate）或多元回归方法（multivariate regression）有很突出的优点，即可以估计变量之间的直接或间接影响。但是其主要的局限性是，事先假定的模型只有在观测变量没有误差或可忽略误差的情况下检验，这与实际不符。将分析潜在变量的实证性因子分析引入模型，放宽了这种假设条件，即可在观测变量与潜在变量（或结构变量）之间进行直接或间接结构影响的估计，并且允许存在测量误差。传统通径分析方法另一个缺点是，用于参数估计的常规最小二乘法（ordinary least square）有一些严格的假设，如观测变量没有误差，且误差之间相互独立等。结构方程模型采用最大似然估计（maxmarm likelihood）和广义最小二乘法（generalized least square），放宽了假设条件，但要求服从多元正态分布（multivariate normal distribution）。

通常结构方程模型由八个包含不同 0 或非 0 元素模式的基本矩阵决定，也就是说结构方程模型主要估计这八个参数。（1）Beta（B），潜在内生变量之间的结构系数矩阵；（2）Gamma（Γ），连接潜在外生变量到潜在内生变量的结构系数矩阵;(3)Phi(Φ),潜在外生变量之间的方差/协方差矩阵;(4)Psi(Ψ),潜在内生变量误差项的方差/协方差矩阵;(5)LambdaX(Λ_x),连接标识变量与潜在外生变量之间的结构系数矩阵;(6)Teta Delta(Θ_δ),与外生变量相联系的标识变量的测量误差的方差/协方差矩阵;(7)Lambda Y(Λ_y),连接标识变量与潜在内生变量之间的结构系数矩阵;(8)Theta Epsilon(Θ_ϵ),与内生潜在变量相联系的标识变量的测量误差的方差/协方差矩阵。

结构方程模型中潜在变量之间直接、间接和总的结构影响可以通过结构系数矩阵 Beta 和 Gamma 的乘积得到。

最大似然估计和广义最小二乘法基于多元正态分布的假设,两者都是使某一拟合函数中推导出(implied)的方差/协方差矩阵与样本中观测变量的方差/协方差矩阵的差异最小。

结构方程模型的结构方程式和测量方程式

在结构方程模型中,通常将表达潜在变量 η 和 ξ 的关系的方程式称为结构方程式,描述观测变量 X、Y 分别与潜在变量 ξ、η 的度量关系的方程式称为测量方程式。根据图 3-2 的研究模型,其结构方程式为:

$$\eta_1 = \gamma_{11}\xi_1 + \zeta_1$$

$$\eta_2 = \beta_{21}\eta_1 + \gamma_{21}\xi_1 + \gamma_{22}\xi_2 + \zeta_2$$

$$\eta_3 = \beta_{31}\eta_1 + \beta_{32}\eta_2 + \gamma_{32}\xi_2 + \zeta_3$$

测量方程式为:

$$X_1 = \lambda_{X11}\xi_1 + \delta_1 \quad Y_1 = \lambda_{Y11}\eta_1 + \epsilon_1$$

$$X_2 = \lambda_{X21}\xi_1 + \delta_2 \quad Y_2 = \lambda_{Y22}\eta_2 + \varepsilon_2$$

$$X_3 = \lambda_{X31}\xi_1 + \delta_3 \quad Y_3 = \lambda_{Y32}\eta_2 + \varepsilon_3$$

$$X_4 = \lambda_{X42}\xi_2 + \delta_4 \quad Y_4 = \lambda_{Y42}\eta_2 + \varepsilon_4$$

$$Y_5 = \lambda_{Y53}\eta_3 + \varepsilon_5$$

以上方程式可以用向量与矩阵来表达,即结构方程模型的三个基本方程式为:

$$\eta = B\eta + \Gamma\xi + \zeta \tag{1}$$

$$X = \Lambda_X\xi + \delta \tag{2}$$

$$Y = \Lambda_Y\eta + \varepsilon \tag{3}$$

其中,

η 是潜在内生变量列向量;

ξ 是潜在外生变量列向量;

B 是内生潜在变量之间的结构系数矩阵;

Γ 是潜在外生变量与潜在内生变量之间的结构系数矩阵;

ζ 是潜在内生变量误差项的列向量;

X 是作为观测变量均值偏差的观测变量列向量;

Λ_X 是潜在外生变量与观测变量之间结构系数矩阵;

δ 是观测变量误差项的列向量;

Y 是作为观测变量均值偏差的观测变量列向量;

Λ_Y 是潜在内生变量和观测变量之间结构系数矩阵;

ε 是观测变量误差项列向量。

通常将公式(1)称为结构模型(structural model),(2)和

（3）式称为测量模型（measurement model）。

结构方程模型中标识变量的方差—协方差结构

根据结构方程模型的三个基本方程式，求得向量 $Z = (Y', X')'$ 的方差—协方差矩阵为

$$\Sigma = \begin{bmatrix} A_Y A (\Gamma \Phi \Gamma' + \Psi) A' A'_Y + \Theta_\varepsilon & A_Y A \Gamma \Psi A'_X \\ A_X \Phi \Gamma' A' A'_Y & \Lambda_X \Phi \Lambda'_X + \Theta_\delta \end{bmatrix}$$

其中，$A = (I - B)^{-1}$，Φ、Ψ、Θ_ε 和 Θ_δ 分别是 ξ、ζ、ε 和 δ 的协方差矩阵。因此，最后检验模型对数据拟合的好坏也就归结到比较 $\hat{\Sigma}$ 和 S 的差异是否足够小（S 表示由原始观测数据给出的 Z 的样本协方差矩阵，而 $\hat{\Sigma}$ 则表示模型成立时 Z 的理论协方差矩阵）。

结构方程模型的基本常规和约定

基本符号

通径图是结构方程模型的基本手段，可以将设定的模型简明、清晰地表示出来。一般在作通径图时，遵循以下几条常规：

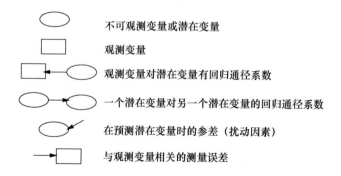

对数据的要求

结构方程模型通常要求"大"样本数据,因为模型估计和模型检验都是基于"大"样本假设。许多学者对"大"样本的定义存在不同的看法(Anderson 和 Gerbing,1984;Bentler 和 Chou,1987;Marsh,Balla 和 MacDonald,1988)。

一般最低限要求至少200个观测样本。Marsh 等(1988)认为虽然参数估计在样本少于200情况下不准确,但是仍然建议在作潜在变量模型时要求至少100个观测样本。Boomsma(1983)建议对于较为复杂的模型样本规模应在200左右。Bentler 和 Chou(1987)建议样本规模与估计参数之比应在5∶1与10∶1之间。Bentler(1993)进一步认为样本规模与估计参数之比应至少为5∶1,如果要得到统计显著的检验最好为10∶1或50∶1。

过度识别的结构方程模型较为理想。即模型中的自由参数数目少于观测变量中方差和协方差的总数,也就是数据点。如果 p 是观测变量 y 的数目,q 是观测变量 x 的数目,那么数据点总数等于 $(p+q)(p+q+1)/2$。解决数据点数目和参数数目之间关系的方法一般为(1)对潜在变量加上更多的标识变量,以增加数据点;(2)通过固定或限制一些参数,自由参数的数目相应减少;(3)在模型建立之初就尽可能减少自由参数,只保留那些绝对必要的参数,使模型简化(郭志刚,1999)。

影响因素的分解

因素分解是通径分析方法和结构方程模型的主要优势。

一般将模型中变量之间的关系分解为因果（causal effects）关系和非因果关系（noncausal relationships）。同样在这两个影响因素之内又可以进一步分解。对于因果关系，可以分解为一个变量对另一个变量的直接影响（direct effects）和两个变量之间通过第三个变量发生关系的间接影响（indirect effects）。对于非因果关系，可以分解为两种，一种是两个变量之间的关系因第三个变量而发生，称为伪效应（noncausal due to antecedents）；另一种是模型中不止一个自变量且相互之间相关联，因而原因和结果很难从理论上界定，称为未分解效应（unanalyzed prior associations）。从下面的图 3-2 中可以看得更加清晰（Maruyama，1998）。

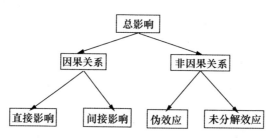

图 3-2　结构方程模型中影响因素分解示意图

在结构方程模型中，我们只研究因果关系，非因果关系因其复杂而不易界定，不在研究之内。因而两变量之间的总影响等于直接影响总和加上所有的间接影响。用结构方程模型中的结构系数矩阵表示，见表 3-2（Mueller，1996）。

表 3-2　结构方程模型中直接、间接和总影响分解

影响因素分解	外生潜在变量对内生潜在变量的影响	内生潜在变量之间的影响
直接影响（DE）	Γ	B
间接影响（IE）	$(I-B)^{-1}\Gamma-\Gamma$	$(I-B)^{-1}-I-B$
总影响（TE）	$(I-B)^{-1}\Gamma$	$(I-B)^{-1}-I$

（2）结构方程模型的基本步骤

结构方程模型的基本步骤包括五个方面（郭志刚主编，1999:340—355 和 Bollen，1993）：模型设定（model specification）、模型识别（identification）、模型估计（estimation）、模型检验（testing fit）和模型修正（respecification）。

模型设定　根据理论及文献研究，通过通径图设定初始的理论模型。

模型识别　即在初始设定的理论模型的基础上，估计每一个自由参数能否由观测数据求得唯一解。如果一个自由参数不能由方差/协方差的代数函数表达，那么此参数就不能识别。反之，则称此参数能够识别。如果模型中所有参数都是识别参数，则此模型为识别模型。如果参数可以由一个以上的不同函数来表达，则称此模型为过度识别模型（over-identified model）。如果模型中的参数恰好被一种函数表达，则称为恰好识别模型（just-identified model）。如果模型中至少有一个不能识别的参数，则称此模型为不能识别模型（unidentified model）。结构方程模型一般都是过度识别模型。

模型估计　结构方程模型的基本假设条件是，观测变量

的方差/协方差矩阵是一套参数的函数。固定参数和自由参数的估计被代入结构方程,然后推导出一个方差/协方差矩阵,并使此矩阵中每一个元素都尽可能地接近于样本中观测变量的方差/协方差矩阵中的相应元素。结构方程模型估计一般采用最大似然法和广义最小二乘法使两个方差/协方差矩阵差异最小化。

模型检验 模型总体拟合程度指标有许多测量标准。在结构方程模型中,需要综合考虑各测量指标来判断模型的好坏。结构方程模型中常用的指标有:拟合优度的卡方检验(χ^2 goodness-of-fit test)、拟合优度指数(goodness-of-fit index,简称 GFI)、调整拟合优度指数(adjusted goodness-of-fit index,简称 AGFI)、比较拟合指数(comparative fit index,简称 CFI)、规范拟合指数(normed fit index,简称 NFI)、修正的拟合指数(the incremental index of fit,简称 IFI)、不规范拟合指数(nonnormal fit index,简称 NFI)、近似误差的均方根(root mean square error of approximation,简称 RMSEA)等等,每种指数的基本特征详见有关文献(郭志刚主编,1999:349—354)。

模型修正 对模型修正是为了改进初始模型的适合程度。模型修正经常采用修改测量模型,增减结构参数,改变变量之间的相关关系等方法。在现有的应用软件(如 LIS-REL,AMOS,EQS 等)中基本都给出修正指数(MIs)帮助研究者有针对性地修正模型。通过修正指数,可以知道将某一参数作为自由参数估计(实际上是建立新的变量关系),模型检验的卡方值能够降低多少,即模型能够得到多大改善。但是,不能只考虑提高模型的拟合程度,而要根据变量之间的关系是否有意义、能合理解释来决定。

随着计算机科学的飞速发展,针对结构方程模型的应用软件越来越多。例如,LISREL(Joreskog 和 Sorbom,1993)、EQS(Bentler,1989)、AMOS(Arbuckle,1997)、LISCOMP(Muthen,1988)、CALIS(SAS Institute,1992)、RAMONA(Browne,Mels 和 Coward,1994)和 SEPATH(Steiger,1994)等,其中以 LISREL 最流行,使用最广;其次是 AMOS 和 EQS。

第四章　环境补碘对土壤、动植物碘含量的改善

环境补碘的基本思路是改善土壤碘营养,然后经动植物、家畜家禽等食物链作用,最终达到对人体补碘,控制碘缺乏,改善人口健康状况的目标。其效果如何决定于土壤中碘含量持续的时间长度以及土壤中碘含量的调节机制。截至 2004 年,在和田地区四个乡最早进行环境补碘已经过去 9—12 年了,1998 年,扩大补碘后的县也过去 6 年了,环境补碘后对人口生存环境中碘营养的改善程度如何是关注的重点。本章将对环境补碘后的土壤、农作物、家畜、家禽等的碘含量的历年监测情况作深入分析。

第一节　土壤中碘含量与成土环境的关系

土壤中的碘基本来源是空气和岩石分化。土壤中的碘含量一般约为 0.1—25 mg/kg,平均 1—5 mg/kg,其中水溶性碘占 5%—8%(Aubert and Pinta,1977)。也有学者认为土壤碘含量为 0.1—40 mg/kg,平均值约为 2.8 mg/kg(Kabata,1984)。从表 4-1 中看出,沉积岩碘含量较火山岩高,尤其是

富含有机质的页岩。同时土壤中的碘含量要比母岩高出许多倍，说明在土壤发生过程中，因分化作用与生物作用而发生了一定程度碘的富集和再分配。并进一步说明土壤中的碘并不完全来自于母岩，部分来自大气、降雨和生物残体。

表 4-1　土壤及其母岩中碘含量的关系

母岩类型	含碘量（mg/kg）		富集系数
	原母岩	风化土壤	
火山岩	0.521	9.338	17.92
基性岩	0.495	10.172	20.55
中性岩	0.523	8.342	15.95
酸性岩	0.542	6.105	11.26
沉积岩	1.545	3.850	2.49
石灰岩	1.179	4.506	3.82
砂岩	1.743	3.647	2.09
页岩、泥岩	2.280	2.221	1.02

数据来源：J. J. 康纳和 H. T. 沙克立特（1980）；Aubert 和 Pinta（1977）；Mkko sillanpaa（1982）。

表 4-2 列出了我国主要土壤类型中碘的含量。一般富含有机质和黏土颗粒的土壤含碘明显高于有机质少且质地较轻的土壤。例如，沼泽土、腐殖质土、盐泽土含碘量较高，而灰化土、砂土、黄土等含碘量较低。土壤中的碘多分布于土体表层或表下层，只有在富含水的潜育土壤中才有可能集中分布于较低的层位，这与土壤水饱和率较大时碘的溶解率增加并随水分向下淋滤有关。

表 4-2　中国主要土壤中碘含量(mg/kg)

土壤类型	碘含量	土壤类型	碘含量	土壤类型	碘含量
砖红壤	4.78	水稻土	1.56	黑钙土	3.05
紫色土	1.15	棕漠土	1.20	灰钙土	1.80
褐土	1.63	沼泽土	1.91	黑垆土	1.67
黑土	2.57	碱土	1.17	潮土	1.99
栗钙土	2.08	红壤	7.06	燥红土	2.64
绵土	1.33	黄壤	5.56	草甸土	2.14
白浆土	1.62	暗棕壤	2.35	盐土	2.46

数据来源:中国环境监测总站主编,1990,第244—245页。

总之,根据土壤中碘的来源及存在形式,影响土壤中碘含量变化的因素可以大致归纳为:母岩、距离海洋的远近、土壤质地和土壤耕作情况(某些作物对碘有较强的吸附作用;某些含碘农药的长期施用也会影响土壤中的碘含量)(武少兴等,1998)。

第二节　环境补碘对环境和动植物碘含量的改善

本项研究重点研究包括新疆和田县、和田市、洛浦县和墨玉县在内的和田地区的环境补碘情况(见图 4-1)。和田地区位于中亚内陆腹地,属典型沙漠绿洲农业区,有农用地432万亩。耕地土壤以灌淤土、潮土、水稻土、灌淤风沙土、灌淤棕漠土为主,分别占农用地 65.22%,3.37%,2.57%,2% 和15.2%。人口居住集中,密度大。在补碘之前,按照朗如乡

41 个水样和 40 个土样的测定结果,水中平均碘含量仅为 1.3
(0.35) μg/L,土壤碘含量均值为 7.0(2.4) μg/kg(括号内为
标准差)。因此,该地区从自然环境中碘来源的几个方面看,
都不易得到碘的补给,属于严重碘缺乏地区。在诸如加碘
盐、碘油丸和碘缓释器等各种补碘方法收效甚微的情况下,
为了达到有效控制碘缺乏的目标,项目组大胆设计出环境补
碘方法,其效果和有效期如何,将在以下几节详细阐述。

一、环境补碘对环境中水、土壤碘含量的影响

在和田县和墨玉县的四个乡进行的环境补碘,具体时间
及补碘量为:朗如乡于 1992 年 6 月、8 月在 4 个村分别补了
10 kg 和 20 kg 碘酸钾;1993 年 3 月上旬和 6 月上旬分两个阶
段在 4 个相同的村分别补碘 40 kg;1996 年 5 月下旬至 6 月底
在原来的 4 个村的基础上,又新增 5 个村,共补碘 160 kg。
1993 年 2 月下旬至 6 月底在巴克其乡的 8 个村分 4 个阶段
分别补碘 20 kg,共 80 kg。1994 年 5 月上旬至 8 月底在土沙
拉乡 5 个村分 3 个阶段分别补碘 23 kg,48 kg 和 50 kg。1995
年分别于 6 月 13 日至 22 日,9 月 7 日至 18 日,11 月 6 日至 8
日在墨玉县扎瓦乡的 28 个村分别补碘 24 kg,50 kg 和 20 kg。
因为这四个乡的补碘实验效果显著,此实验项目得到国家卫
生部和国际组织的高度重视。1997 年和 1998 年分别在和田
地区、喀什地区和阿克苏地区补碘 13.25 吨,覆盖 16 个县的
168 个乡镇,受益人口 260 万人。

　　因环境补碘在世界上也是首次实验，没有文献可做参考，补碘后对生态的影响如何是最值得关心，也是最令人担心的。在朗如乡的补碘过程中，对水碘和土碘进行了严格的监测（见图 4-1）。在 1.55 平方公里的补碘区域中，几乎是等距地抽取 40 个样本点，每个样本点相隔 25 米。每个土样深度 50 厘米，在土层每隔 10 厘米取一个土样，即一个样本点取土样 5 个。水样在支渠分段采集。

　　结果显示补碘效果非常明显。以朗如乡为例，平均水碘从补碘前的 1.3 $\mu g/L$（样本量 41）上升到补碘期间的 7.5 $\mu g/L$（样本量 38）。然而，一旦停止补碘，水碘含量迅速下降。例如，7 月 15 日补碘期间为 1.93 $\mu g/L$，7 月 21 日停止补碘后为 1.41 $\mu g/L$，7 月 29 日为 1.47 $\mu g/L$。土碘结果却相反，停止补碘以后，由补碘前的 7.0 $\mu g/L$ 上升到补碘期间的 23.3 $\mu g/L$，2 周后为 25.7 $\mu g/L$，3 周后为 27.0 $\mu g/L$，4 周后为 20.6 $\mu g/L$。

　　第二次补碘时，水碘与第一次情况相似，补碘期间水碘均值迅速提高（8.1 $\mu g/L$），停止后马上降为 1.56 $\mu g/L$。

　　土碘含量水平基本保持稳定，没有大的变化，只在补碘后的 1—2 年里，升幅较大（表 4-3，图 4-2）。朗如乡补碘一年后基本达到 20 $\mu g/kg$ 左右，第二次加大补碘力度后，土壤碘含量迅速提高，一年后达到稳定，第三次补碘后稍有提高，但幅度不大。1998 年以后开始有所下降，但是 2000 年的土壤碘含量仍然是补碘前的近 2 倍。如果注意到补碘当年土壤碘含量随月份的变化情况，其变化趋势基本与年份的变化趋势一

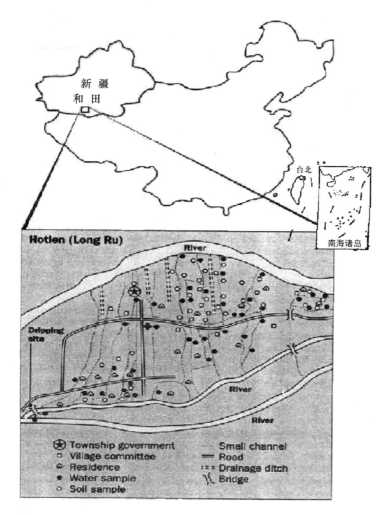

图 4-1 新疆和田县朗如乡环境补碘监测示意图
资料来源:转引自 Cao 等(1994b)。

致。5 月份补碘后,土壤碘含量迅速提高,持续 3 个月左右开始下降。但是到了冬季,土壤碘含量又有升高的趋势。说明土壤碘含量存在季节性差异。

表 4-3　新疆朗如乡补碘前后土碘含量变化情况

时间	样本量	均值(μg/kg)	标准方差(SD)	注
1992.2.29	35	7.0	2.4	
1992.6.14	35	23.6	13.1	补碘 10 kg
1992.7.7	35	26.0	14.4	
1992.7.29	35	25.6	9.4	
1992.8.8	35	24.7	6.7	补碘 20 kg
1992.8.22	35	17.0	10.5	
1992.9.16	35	16.0	5.0	
1992.10.15	14	15.3	3.9	
1992.11.15	14	17.8	3.9	
1993.3.2	14	18.6	6.4	补碘 40 kg
1993.4.24	45	285.7	188.9	
1993.6.24	16	86.6	36.4	补碘 40 kg
1993.8.20	16	118.6	66.6	
1993.11.5	30	50.2	27.2	
1994.4.1	30	26.7	15.9	
1994.8.10	20	20.9	6.6	
1994.12.31	20	36.3	17.1	
1995.4	20	25.25	15.81	
1995.8	20	29.83	10.95	
1995.12	20	17.05	6.57	
1996.5	50	34.17	21.66	补碘 160 kg
1997	—	—	—	
1998	36	27.59	11.28	
1999	36	15.88	6.19	
2000	40	13.88	4.58	
2004	38	1.80	2.73	

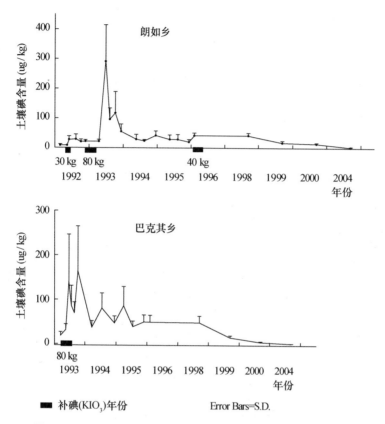

图 4-2　新疆朗如乡和巴克其乡补碘前后土碘含量历年变化

　　从朗如乡的补碘情况似乎可以推断补碘的有效期为 3—5 年,但是因为受补碘量和补碘次数变化的影响,不能做出准确的判断。然而,巴克其乡的监测数据可能更能够说明此问题,因为在巴克其乡只补碘了一次,其土碘含量水平的变化更加具有说服力。在 1993 年补碘后,土壤碘含量变化的趋势与朗如乡基本一致。土碘含量从补碘前的 19.8 μg/kg 迅速提高到平均 70 μg/kg 左右,除了在 1994、1995 两年有所波动

以外,从 1996 年开始稳步下降,到 1998 年降至 22.42 μg/kg,
1999 年降至 14.83 μg/kg。说明环境补碘的效果至少可以持
续 5—6 年时间。

二、农作物及牲畜碘含量的改善

以上讨论了环境补碘能使土壤中水溶性碘水平明显提
高,并且能够持续至少 5—6 年左右的时间,这只是问题的一
个方面。土碘含量提高以后,农作物及牲畜对碘的吸收情况
如何是另一个值得关注的问题。因为农作物中的碘直接来源
于土壤,通过食物链达到对牲畜和人体补碘的效果。从
图 4-3 中看到,当土壤碘含量提高以后,植物吸收的碘含量也
迅速提高,在 2—3 年后达到峰值,然后开始下降到一定水平,
并且至少持续 2—3 年。这里选取小麦和大白菜作为粮食和
蔬菜的代表,因为这两种作物是当地最主要的农作物。除此
之外,还采集了其他诸如玉米、水稻、草料、油料、蔬菜、干果、
肉蛋乳类等 21 种样本。小麦和大白菜的碘含量增加趋势分
别与其他粮食和蔬菜极为相似。二者都显示出碘含量的持续
提高,时间可以达到 5—6 年,而且麦草的碘含量高于小麦籽
粒的碘含量。Siders(1930)的碘实验证实碘化物分布于植物
的地上部分,而碘酸盐则在根系中占优势。叶和茎中有碘富
集,特别是在形成层中;在花中则集中于子房、柱头和雄蕊
中;种子中含碘很少(Darkanbajev 和 Nirentine,1965)。一方
面说明土壤中碘含量的提高大大改善了农作物的碘营养,另

一方面也进一步证明土壤中的碘含量增加，并且能够维持5—6年时间。

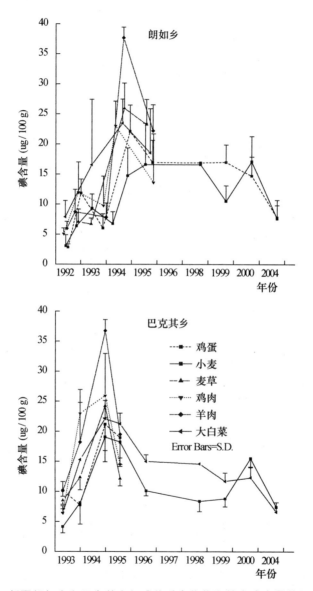

图 4-3　新疆朗如乡和巴克其乡加碘前后农作物和牲畜碘含量的历年变化

　　羊肉和鸡肉是当地少数民族的主要食物。从图 4-4 中看到,补碘 2—3 年后羊甲状腺碘含量超过补碘前 4 倍;鸡甲状腺碘含量 2 年后也增加了 1—2 倍。羊和鸡甲状腺碘含量的增加必定是来源于水体和植物,最终得益于土壤碘的补给。到 1998 和 1999 年时,虽然碘含量下降了很多,但是仍然高于补碘前。进一步证实一次环境补碘有 5—6 年的效果。

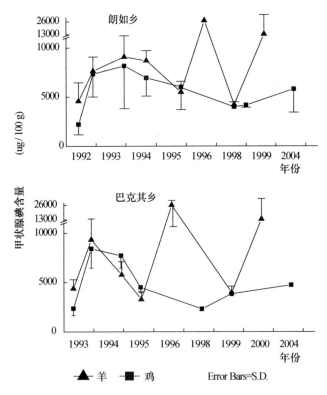

**图 4-4   新疆朗如乡和巴克其乡羊甲状腺和
鸡甲状腺碘含量补碘前后比较**

　　肉类和鸡蛋中的碘含量反映出牲畜、家禽的碘摄入情况。

从图 4-3 曲线变化来看，与农作物曲线变化相似，先是迅速提高，然后迅速下降。羊肉、鸡肉和鸡蛋的碘含量在补碘后迅速提高，持续维持在较高水平至少 3 年。从以上碘含量维持的时间来看，朗如乡比巴克其乡要长，波动幅度也较后者小。说明与补碘强度有关。

第三节　结论和讨论

通过对以上土碘含量、农作物碘含量、牲畜和家禽碘含量的分析，完全可以肯定环境补碘能够有效地将碘经灌溉水补给土壤，然后经自然界的物质循环过程，提高粮食作物、蔬菜、牲畜、家禽等的碘含量，并持续多年。这对补碘的效果和成本降低都是关键。

以上分析得出的基本结论是：（1）环境补碘有效地提高了土壤碘含量，经一次补碘使土碘含量由 7 μg/kg 提高到平均 20 μg/kg 以上，是补碘前的 2—3 倍，并且持续 5—6 年。（2）植物在土碘提高后，其碘含量也相应提高，补碘 2—3 年达到峰值，并且 5 年后谷物和蔬菜的碘含量都是补碘前 3—4 倍。麦草等秸秆碘含量比籽粒要高，作为牲畜、家禽和其他动物的饲料来源，可以达到进一步提高补碘的效应。（3）牲畜和家禽的甲状腺碘含量 2 年后提高了 3 倍，然后开始下降。朗如乡的羊甲状腺碘含量最高值发生在 1996 年，原因是这一年羊甲状腺样本采自 4 岁的羊，意味着已经补碘 3 年，从侧面反映出补碘的时间累积效应是非常令人满意的。到1998年，家禽和牲畜甲状腺碘含量下降到接近补碘前的水平，1999年又有升高的趋势。（4）羊肉、鸡肉和鸡蛋补碘2年后，碘含量明显增高，第3年开始下降。

可能有人怀疑补碘是否过量或者是否有碘中毒的可能。土碘含量过高是会引起植物碘中毒的（Gupta，1998）。但是，对于植物来讲，碘中毒的标准是多少并无统一的标准，因为目前还没有证实碘是植物生长必需的微量营养元素（刘铮等编著，1991：324），而且土壤碘含量因地理环境、土壤结构形态、不同的植物种类等等因素而不同。例如，据一些农业实验证明低量碘对一些植物生长有良好作用。但是在水培的条件下碘含量大于1 mg/kg对植物有毒害作用；若土壤中碘含量达到6 mg/kg，则对谷类作物有毒害作用，而碘含量为0.1 mg/kg或更低时则有刺激植物生长的作用（刘铮等编著，1991：324）。在缺碘的土壤上则观察到碘对植物生长的良好促进作用（Shkolnic，1984）。Tajima（1973）则发现碘含量在0.1 mg/kg低浓度下某些植物会出现中毒现象，突出的是水稻。因此，对于植物生长的毒害，并没有统一的土碘标准。在碘缺乏地区进行环境补碘的目标是人群，补碘强度是在不影响植物生长的条件下，尽可能提高土壤碘含量，改善碘环境。从目前研究中来看，土碘含量始终在正常的范围内，因为至今还没有观察到植物中毒现象。在阿克苏地区温宿县所作水稻实验，不仅没有中毒现象，而且有改善水稻碘营养的作用,水稻长势明显好于未施碘肥的水稻(林应春,1999)。有关碘的动物毒理实验很多,主要实验对象有狗、牛、猪、鸡等家禽,但是都表明牲畜、家禽对高碘和低碘有很强的适应能力,而且各类家禽、牲畜适应碘的能力差异很大,很难确定统一的补碘标准(Newton 等,1974;Fish 和 Swanson,1977;Convey 等,1978; Haggard,1978; Newton 和 Clawson,1974;Webster 等,1966)。环境补碘实验监测非常严密,水碘和土碘含量一直不很高,远远低于许多高碘地区,不会出现在我国东部沿海地区因高碘而引起甲亢,或口服碘油丸、碘油注射不当引起甲亢的负面影响。所以在环境补碘过程中,严格控制滴入碘酸钾溶液的操作过程和碘溶液浓度,是可以避免因碘过量引起的副作用的。

由于土碘含量明显升高,且保持多年,农作物、植物和牲畜、家禽也受益,其碘含量也大大地改善了。这些都进一步说明在一个有完善灌溉系统的碘缺乏地区,环境补碘方法是非常成功而有效的,可以在其他具备灌溉系统的碘缺乏地区推广。

第五章　环境补碘对人口
健康状况的改善

碘作为微量元素之一，是人体健康的基本保障。大量文献研究证明缺碘影响婴幼儿的大脑发育，儿童的智力发育，神经发育等等，严重的引起甲状腺肿大，地方性克丁病等等。在和田地区进行的环境补碘实验作为一种补碘措施，对环境碘营养的有效改善前面章节已经阐述，本章将从环境补碘对碘缺乏病的预防效果，对儿童生长发育的影响，对婴儿、新生儿死亡率、出生率的影响等几个方面分析环境补碘对人口健康状况的改善。

第一节　环境补碘对碘缺乏病的预防效果

和田地区碘缺乏病（IDD）发病率高。据 1990 年和田县土沙拉乡抽样调查，2％的人口患有地方性克丁病，54％的人口患甲状腺肿大，尿碘中位值在 10—25 $\mu g/L$，水碘含量 1.2 $\mu g/L$，土碘含量低于 7 $\mu g/kg$（Cao 等，1994b）。最近的资料显示，1995 年新疆人口中甲状腺肿大率为 43％，1997 年为 22％，儿童尿碘中位值为 88 $\mu g/L$（ICCIDD，2000）。因此，碘缺乏是新疆尤其是南疆公共卫生政策面临的一项重要挑战。自1992年开始在和田县的朗如乡进行环境补碘项目以来,育龄妇女和儿童尿碘水平明显提高,而且较长的时间里持续稳定在一定水平(见图5-1)。

通过对2—6岁儿童与15—35岁育龄妇女尿碘中位值进行补碘前后对比,同时对补碘的村与邻近非补碘村进行横向比较,可以发现,补碘对尿碘改善程度是非常明显的。朗如乡儿童尿碘中位值补碘前是14 μg/L,补碘一年后上升为49 μg/L,以后年份虽有所下降,但是自1996年最后一次补碘后,稳定在100 μg/L以上。如果与邻近非补碘村比较,差异也是很显著的。实验区始终高于控制区。育龄妇女的尿碘水平改善比儿童更加显著。补碘两年后,由不到10 μg/L上升到50 μg/L左右,至1998、1999年稳定在100 μg/L左右,而且与邻近非补碘村比较,升幅比儿童要大得多。

如果仅从朗如乡的情况来判断补碘的有效时间,可能不是很准确,因为朗如乡先后在1992年、1993年和1996年进行过3次补碘,且补碘量也不一样。巴克其乡的结果可以回答此问题。巴克其乡儿童和育龄妇女尿碘中位值补碘前后都较朗如乡高很多,这是由自然碘环境决定的。因为朗如乡位于和田河出山口上游地带,而巴克其乡处于中游平原地区,即朗如乡较巴克其乡水资源丰富得多,可能影响补碘的效果。从图5-1中看到,补碘前(1993年)非补碘的邻近村,其儿童尿碘与育龄妇女尿碘水平基本接近,在50 μg/L左右。

补碘一年后,育龄妇女尿碘中位值显著提高,1995 年达到 78 μg/L 左右,1996 年有所下降,1999 年仍然维持在 90 μg/L 左右。儿童尿碘中位值与育龄妇女的结果相似。只是在 1996 年有所不同。1998 年因受口服碘油丸的影响,其尿碘 中位值都超过了 200 μg/L,但并不影响 1999 年的水平,因为 口服碘油丸的有效期最多为一年(DeLong,2000)。

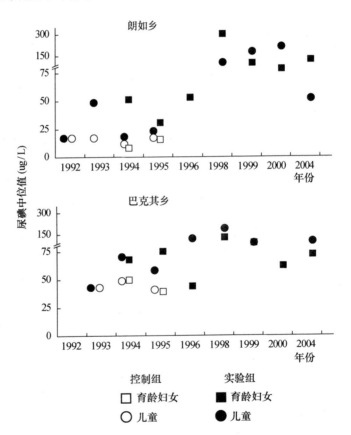

图 5-1 新疆朗如乡和巴克其乡环境补碘前后儿童 与育龄妇女尿碘中位值变化水平

尿碘水平分布是偏态的,但是很能够说明问题。例如,朗如乡补碘 2 年后,即 1994 年,非补碘村育龄妇女尿碘 86％小于 $10\,\mu g/L$,大于 $100\,\mu g/L$ 的有 3％(可能是受食用加碘盐的影响),介于 $10—25\,\mu g/L$ 的只占 11％。相反,补碘村所有育龄妇女尿碘超过 $10\,\mu g/L$,其中 $25—50\,\mu g/L$ 占 30％,$50—100\,\mu g/L$ 的为 35％,有 11％的值大于 $100\,\mu g/L$。1996 年数据显示所有育龄妇女尿碘值超过 $25\,\mu g/L$,60％超过 $50\,\mu g/L$,中位值为 $55\,\mu g/L$。据有关文献,如果补碘过量,会引起甲状腺功能亢进,但是具体测量过量的标准并不确定。有学者认为碘的适宜范围很广,尿碘在 $50—800\,\mu g/L$ 之间都是安全的(徐秉臣等,1995)。由此可见,无论标准是多少,我们的补碘水平都不会超过标准,也仅仅是接近国家颁布的补碘标准,说明环境补碘项目对于碘缺乏控制效果非常显著,而且安全可靠。

第二节　环境补碘对儿童生长发育的影响

碘缺乏严重妨碍儿童生长发育,尤其是对儿童的大脑发育有显著影响。本项实验的目标之一是考察环境补碘方法是否能够改善儿童生长发育。

环境补碘课题组于 1995 年在和田县的朗如乡和巴克其乡的实验区和控制区(控制区为邻近经济条件、自然环境、社会背景相似的村)分别随机抽取 2—6 岁儿童(朗如乡实验区每岁 40 名,共计 200 名;控制区每岁 20 名,共计 100 名;巴克其乡实验区和控制区每岁 28 名,共计 140 名),男女各半,分年龄量测身高、体重和脑周长。结果显示,朗如乡补碘 3 年后,巴克其乡补碘 2 年后,实验区各岁儿童身高、体重和脑周长的平均值都高于控制区同龄儿童(图 5-2)。1998 年朗如乡和巴克其乡实验区数据同样显示 5 岁儿童平均身高比环境补碘前增高 11 厘米(Jiang 等,1997;DeLong,2000)。影响儿童生长发育的因素很多,除了遗传和生理方面以外,后天的营养状况和卫生条件,以及社会经济环境都是非常关键的。但是在碘缺乏地区,婴幼儿的生长发育与补碘密切相关。虽然 DeLong 和 Jiang 的比较方法能够反映环境补碘对儿童生长发育的影响,但是考虑欠妥当。因为控制区和实验区婴幼儿生长发育的差异在补碘之前或许已经存在,只比较同一时期的结果,就会得出不正确的结论。在比较两个地区某一时期的差异时,不考虑两个地区以前已经存在的差异是不科学的。理想的方法应该是分别比较实验区和控制区环境补碘前后同龄儿童生长发育的变化幅度的差异。

在这种条件下,如何揭示环境补碘对婴幼儿生长发育的影响呢?本书采用标准化的方法,即用美国国家健康统计中心公布的儿童年龄别生长发育指标作参照(Dibley 等,1987a),对观测地区各项指标估算标准化值(standard score),即 Z 得分,然后比较标准化值的变化幅度。计算公式为(Nancy 等,2001;Dibley 等,1987b):

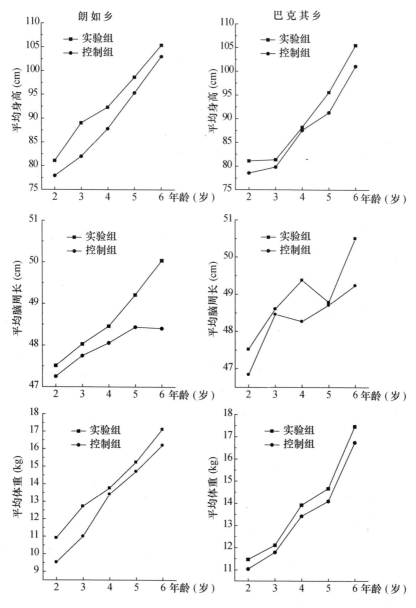

图 5-2　新疆和田县朗如乡和巴克其乡实验组与
控制组 2—6 岁儿童生长发育比较

$$Z=\frac{\overline{X}(i)-\overline{X}_r(i)}{\mathrm{SD}_r(i)}$$

其中,$\overline{X}(i)$是实际观测人口i岁某指标平均测量值;$\overline{X}_r(i)$是参照组人口i岁某指标平均值;$\mathrm{SD}_r(i)$是参照组人口i岁某指标标准差。对各指标数值标准化处理后的Z得分值及其变化即可进行该指标的相对比较。对于身高和脑周长指标来讲,一般Z值在-2.9至-2.0之间为轻度发育不良,小于和等于-3.0为严重发育不良,否则为发育正常和良好(Nancy等,2001)。

在对朗如乡和巴克其乡实施环境补碘之前,即1992年,在朗如乡的实验区和控制区各随机抽取40名5岁儿童(男女各半),1993年在巴克其乡随机抽取28名5岁儿童(男女各半),量测其身高和脑周长。在随后的补碘年份里,因为受其他补碘方法的干扰,保留控制区非常困难,因此,每年只在实验区随机抽取30名5岁儿童作监测。因每年平均身高和脑周长变动较小,难以在短期内进行比较,从历年数据看,大致呈逐年增长的趋势。补碘主要对婴幼儿发育生长敏感,因此将1998—1999年朗如乡和巴克其乡实验区5岁儿童身高和脑周长分别与美国同期资料相比,即朗如乡补碘6年后,巴克其乡补碘5年后,比较前后两个时期同龄儿童的平均身高和脑周长,就可以大致判断环境补碘的干预作用。因为儿童年龄与补碘时间长度相吻合,意味着1998—1999年的儿童从母亲怀孕到出生后始终都处在补碘环境下。5年既是一个相当长的补碘时期,也是儿童生长发育的关键时期。因此在

2—6 岁的儿童中间,比较 5 岁儿童的生长发育结果更加准
确。结果见表 5-1(DeLong 等,2001)。环境补碘后与补碘前
相比,5 岁儿童身高和脑周长逐年增加。朗如乡从 1992 年到
1998—1999 年,5 岁儿童平均身高由 95 厘米增加到 106.9
厘米,巴克其乡则从 1993 年到 1998—1999 年由 91 厘米增加
到 106.5 厘米;两乡标准化值(Z 得分)也相应提高,朗如乡
从－4.3 提高到－1.3 倍标准差,巴克其乡从－5.4 提高到
－1.4。平均脑周长同期也相应增加,朗如乡由 1992 年的 48.4

表 5-1　环境补碘对儿童身高和脑周长发育生长的影响

	身高			脑周长			尿碘中位值
	样本量	平均值(cm)	Z得分	样本量	平均值(cm)	Z得分	
朗如乡							
控制区,1992 和 1996 年	38						＜10
实验区,1992 年							
5 岁儿童(男女)	40	95	－4.3	20	48.4	－1.8	
实验区,1998—1999 年	40						176
5 岁儿童(男女)	60	106.9	－1.3	60	50.5	－0.2	
巴克其乡							
控制区,1993 年	38						39
实验区,1993 年,							
5 岁儿童(男女)	28	91	－5.4	28	48.7	－1.5	
实验区,1998—1999 年	40						138
5 岁儿童(男女)	60	106.5	－1.4	60	49.6	－0.8	

厘米增加到 1998—1999 年的 50.5 厘米,巴克其乡由 1993
年的 48.7 厘米增加到 1998—1999 年的 49.6 厘米;反映在
标准化值上则是,朗如乡由 −1.8 提高到 −0.2,巴克其乡由
−1.5 提高到 −0.8。由此可见,因环境补碘的作用,两个乡
的儿童生长发育已经由补碘前的严重发育不良,改善为发育
正常或接近美国同龄儿童的生长发育水平,尤其是身高改善
十分显著。

第三节 环境补碘对婴儿死亡率的影响

前面一节已经分析了环境补碘对婴幼儿的身高和大脑的
生长发育有明显的改善作用。从文献研究中发现,在碘缺乏
的环境条件下,人群补碘与婴儿、新生儿死亡率存在密切的
相关关系。Dillon 等(2000)在西非的研究证明习惯性流产和
死产与低碘环境呈显著的正相关。如果育龄妇女尿碘含量很
低,其流产和死产风险都相应增大。Cobra 等(1997)在印度
尼西亚对 617 名出生婴儿分两组观察对照,实施口服碘油丸
的婴儿死亡风险降低了 72%。DeLong 等(1997)用新疆和田
县 3 个乡 1988—1995 年的婴儿、新生儿死亡数据,经逻辑斯
蒂回归分析表明环境补碘使婴儿、新生儿死亡风险降低 65%
左右。

由此可见,在碘缺乏地区,补碘不仅有控制碘缺乏病,促
进婴幼儿身体发育等方面的作用,而且能有效地降低婴儿、

新生儿死亡率,大大有利于补碘地区人口健康水平的提高。本节将根据最近的婴儿、新生儿死亡登记数据,研究地区扩大到 1997 年补碘后的三县一市,即新疆和田县、洛浦县、墨玉县和和田市,分析在环境补碘条件下婴儿、新生儿死亡风险的变化。

一、环境补碘前后婴儿、新生儿死亡率的变化

在和田地区,我们从各县、各乡妇幼保健站收集到了 1988 年至 1999 年分乡、分村的出生数和新生儿、婴儿死亡数据。经入户访谈和小组讨论,多次核对了新生儿、婴儿死亡数据。结果证明婴儿死亡登记非常准确。新生儿死亡数据因当地医疗条件较差,准确性不是很高。但是,这并不影响研究结论。

首先,从表 5-2 可以清楚地看到,在最早补碘的三个乡的实验区和控制区,婴儿死亡率从 1988 年至 1999 年都下降了 45％以上。实验区和控制区相比,在不同时期下降的幅度存在很大的差异。三个乡控制区的婴儿死亡率到 1999 年为止下降幅度基本一致,都在 45％左右。而在朗如乡和巴克其乡的实验区,则下降了 70％以上,土沙拉乡下降幅度也达 46％以上,且实验区与控制区的差异在统计上非常显著。

表 5-2 环境补碘对婴儿死亡率的影响

环境补碘地点	实验区	控制区	实验区与控制区同期变化差异 [(①-②)/②] * 100
朗如乡(N=2602)			
1988—1991 婴儿死亡率	60.17	56.10	
1992—1996 婴儿死亡率	32.25	56.26	
1997—1999 婴儿死亡率	16.52	30.23	
	①	②	
1992—1996 与 1988—1991 相比	−46.40%**	0.29%	161.00%
1997—1999 与 1988—1991 相比	−72.54%***	−46.11%*	57.32%
巴克其乡(N=12873)			
1988—1992 婴儿死亡率	106.28	68.62	
1993—1996 婴儿死亡率	51.56	52.45	
1997—1999 婴儿死亡率	29.89	38.31	
	①	②	
1993—1996 与 1988—1992 相比	−51.34%**	−23.56%	117.91%
1997—1999 与 1988—1992 相比	−71.88%**	−44.17%*	62.73%
土沙拉乡(N=21460)			
1988—1993 婴儿死亡率	47.37	65.62	
1994—1996 婴儿死亡率	18.55	45.14	
1997—1999 婴儿死亡率	25.56	35.47	
	①	②	
1994—1996 与 1988—1993 相比	−60.84%***	−31.21%**	94.94%
1997—1999 与 1988—1993 相比	−46.04%*	−45.95%*	0.20%

注:(1) N=加碘当年人口数;(2) * $p < 0.05$, ** $p < 0.01$, *** $p < 0.001$;(3) 朗如乡 1992 年、1993 年和 1996 年分别在不同的村补碘;巴克其乡于 1993 年在部分村补碘;土沙拉乡于 1994 年在部分村补碘。

从实验区和控制区的同期变化比较看,补碘前朗如乡和巴克其乡实验区的婴儿死亡率都比控制区高,但补碘后都明显低于控制区,且下降幅度也大大低于控制区。尤其是在补碘后的前三年,实验区的下降幅度与控制区相差 90% 以上。土沙拉乡与前二者相比,补碘后的下降幅度较小,部分原因可以归结到其他诸如碘油丸补碘方法的干预作用。

从图 5-3 可看出巴克其乡控制区的婴儿死亡率在 1990 年和 1998 年急剧下降,土沙拉乡控制区的婴儿死亡率也在 1995 和 1996 年迅速下降。这是因为本课题组分别于 1990 年和 1995 年在巴克其乡和土沙拉乡对育龄妇女进行碘油丸实验的结果。当地政府也于 1996 年在土沙拉乡对育龄妇女发放碘油丸,1998 年在巴克其乡大量发放碘油丸和碘缓释器。而朗如乡自环境补碘以来没有受到其他补碘方法的干扰,其数据更具有说服力。实验区婴儿死亡率自补碘以后始终低于控制区,若同期相比,实验区都较控制区下降 55% 以上。

其他两乡的数据结果同样证明环境补碘方法对婴儿死亡率的降低作用。因为碘油丸的时效性非常强,效果持续时间较短,环境补碘虽不如碘油丸见效快,但是持续时间长,效果稳定。这也暗示着,若在巴克其乡和土沙拉乡不发放碘油丸,实验区与控制区同期变化差异更大。新生儿死亡率数据所反映出的现象与婴儿死亡率的情况大致相同(表 5-3)。

表 5-3　环境补碘对新生儿死亡率的影响

环境补碘地点	实验区	控制区	实验区与控制区同期变化差异 [(①-②)/②] *100
朗如乡($N=2602$)			
1988—1991 新生儿死亡率	23.33	30.38	
1992—1996 新生儿死亡率	21.96	28.06	
1997—1999 新生儿死亡率	9.13	22.66	
	①	②	
1992—1996 与 1988—1991 相比	−5.87%	−7.64%	−23.17%
1997—1999 与 1988—1991 相比	−60.87%**	−25.41%*	139.55%
巴克其乡($N=12873$)			
1988—1992 新生儿死亡率	64.40	44.07	
1993—1996 新生儿死亡率	36.32	33.64	
1997—1999 新生儿死亡率	18.85	19.52	
	①	②	
1993—1996 与 1988—1992 相比	−43.60%**	−23.67%	84.20%
1997—1999 与 1988—1992 相比	−70.73%**	−55.71%*	26.96%
土沙拉乡($N=21460$)			
1988—1993 新生儿死亡率	26.05	45.89	
1994—1996 新生儿死亡率	11.30	27.42	
1997—1999 新生儿死亡率	14.89	28.33	
	①	②	
1994—1996 与 1988—1993 相比	−56.62%	−40.25%	40.67%
1997—1999 与 1988—1993 相比	−42.84%	−38.27%	11.94%

注:(1) $N=$ 加碘当年人口数;(2) * $p<0.05$, ** $p<0.01$, *** $p<0.001$;(3) 朗如乡 1992 年、1993 年和 1996 年分别在不同的村补碘;巴克其乡于 1993 年在部分村补碘;土沙拉乡于 1994 年在部分村补碘。

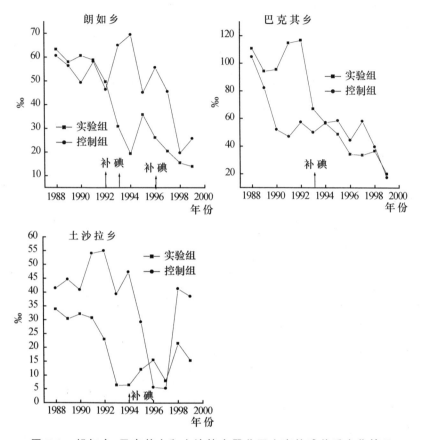

图 5-3 朗如乡、巴克其乡和土沙拉乡婴儿死亡率补碘前后变化情况

二、环境补碘对婴儿、新生儿死亡的逻辑斯蒂回归分析

通过以上单因素分析,基本可以肯定环境补碘能够降低婴儿、新生儿死亡率。然而婴儿、新生儿死亡率受多种因素的影响,尤其是在进行地区之间比较时,如果不进行因素控制,是很难得出此地区婴儿死亡率低于彼地区是因为环境补碘的作用的结论。因为各地区之间经济条件、社会发展等

各方面都不一致,很可能是导致婴儿死亡率差异的原因。为了有效地揭示环境补碘对婴儿、新生儿死亡率的作用,我们用逻辑斯蒂回归方法研究多因素对婴儿、新生儿死亡率的影响。

　　数据　指标为活产数,婴儿死亡数和新生儿死亡数。研究地区除上述分别于 1992、1993 和 1994 年补碘的朗如乡、巴克其乡和土沙拉乡之外,还包括 1995 年补碘的墨玉县扎瓦乡,以及 1997 年扩大补碘后的和田县、和田市、洛浦县、墨玉县。县一级数据来源于各县妇幼保健站,乡一级数据来源于各乡妇幼保健站。数据时间跨度为 1988 年至 1999 年。模型分析的样本分布为:和田县除朗如乡、巴克其乡和土沙拉乡以外,包括 6 个补碘乡和 3 个非补碘乡;洛浦县 9 个补碘乡;墨玉县除扎瓦乡外,有 10 个补碘乡和 5 个非补碘乡;和田市 3 个补碘乡和 1 个非补碘乡;巴克其乡有 8 个补碘村和 8 个非补碘村;扎瓦乡有 28 个补碘村和 6 个非补碘村;朗如乡有 9 个补碘村和 3 个非补碘村;土沙拉乡有 5 个补碘村和 14 个未补碘村。因此,全部样本为 118 个乡和村,人口总数为 63.3 万人。

　　变量　在逻辑斯蒂回归方程中,除补碘变量(补碘为 1,不补碘为 0)外,还引入了年份、地区、实验区和控制区、补碘时间长度(年数)等变量。年份用来控制社会经济的纵向发展,即反映婴儿、新生儿死亡率不同年代的变化;地区变量(虚拟变量)用来控制各乡、各县之间经济、社会要素在不同年份状况及发展变化的差异。因为不具备各乡、县不同年份的完整详尽社会经济变量数据，我们认为引入地区虚拟变量是控制社会经济地区差异的最佳方案。当然这样做，隐含着假定同一乡（县）内部社会经济发展水平基本相同的预设。我们认为这一假定是基本合理的。实验区和控制区（控制区是实验村邻近社会经济相似的村，或实验乡邻近的非实验乡）变量（实验区为 1，控制区为 0）的引入是为了进一步控制社会经济变量在实验区与非实验区在补碘前后的可能的差异。尽管控制区都与实验区相邻，社会经济水平差异不大，但我们认为引入实验区与控制区虚拟变量更有说服力。另一方面，实验区和控制区变量与是否补碘变量在某些年份是重合的。因为实验区在实施补碘以后即变为补碘区。由此变量可以推断在补碘前，或是在补碘后控制了环境补碘作用条件下，实验区和控制区的婴儿、新生儿死亡水平是否存在差异。补碘时间长度是为了考察环境补碘后的持续作用，即补碘时间长度对婴儿、新生儿死亡的影响。

　　结果　从表 5-2 和表 5-3 中可以看到，8 个县、乡镇的实验区和控制区婴儿死亡率和新生儿死亡率在补碘后都有所下降，相比之下，实验区下降的幅度要大一些。逻辑斯蒂回归结果在表 5-4 和表 5-5 中。当引入是否补碘变量和地区与是否补碘变量的交互作用，或是补碘时间长度及其与地区是否补碘的交互作用后，模型整体检验都很显著（$p < 0.001$），说明是否补碘和补碘时间长度两个变量对模型有显著的解释作

表5-4　环境补碘相关变量对婴儿死亡影响的逻辑斯蒂回归

变量	模型 I			模型 II			模型 III		
	B	S.E.	O.R.	B	S.E.	O.R.	B	S.E.	O.R.
年份	-0.1040	0.0045***	0.9012	-0.0975	0.0061***	0.9071	-0.0985	0.0063***	0.9062
区域（控制区）									
实验区	0.0236	0.0340	1.0239	0.0564	0.0369	1.0580	0.0550	0.0370	1.0565
地区（土沙拉乡）									
朗如乡	0.0437	0.1132	1.0447	0.0776	0.1300	1.0807	0.0773	0.1300	1.0804
巴克其乡	0.4630	0.0674***	1.5888	0.4206	0.0740***	1.5229	0.4204	0.0740***	1.5226
和田县	-0.0002	0.0588	0.9998	-0.1324	0.0656*	0.8760	-0.1304	0.0656*	0.8777
洛浦县	0.3144	0.0567***	1.3694	0.2224	0.0637***	1.2491	0.2246	0.0638***	1.2518
墨玉县	-0.3769	0.0578***	0.6860	-0.4337	0.0639***	0.6481	-0.4317	0.0639***	0.6494
和田市	-0.1654	0.0701*	0.8476	-0.2747	0.0777***	0.7598	-0.2728	0.0777***	0.7612
扎瓦乡	-0.0547	0.0841	0.9468	-0.1756	0.0944	0.8390	-0.1742	0.0944	0.8401
补碘（不补碘）									
补碘				-0.4148	0.1381**	0.6605	-0.8975	0.2620***	0.4076
交互项(1)									
朗如乡*补碘				0.0088	0.2693	1.0088	0.7506	0.5065	2.1183
巴克其乡*补碘				0.2123	0.1795	1.2365	0.9600	0.3376**	2.6117
和田县*补碘				0.6547	0.1539***	1.9246	0.2377	0.3171	1.2683
洛浦县*补碘				0.3497	0.1478*	1.4186	1.1353	0.2852***	3.1121
墨玉县*补碘				0.1284	0.1582	1.1370	0.6484	0.3172*	1.9125

（续表）

变量	模型 I			模型 II			模型 III		
	B	S.E.	O.R.	B	S.E.	O.R.	B	S.E.	O.R.
和田市*补碘				0.4914	0.1864**	1.6346	1.2979	0.3618*	3.6616
扎瓦乡*补碘				0.4965	0.1923**	1.6430	0.8137	0.3658*	2.2562
补碘时间长度（2）							0.1649	0.0706*	1.1793
交互项（2）									
补碘时间*朗如乡*补碘							-0.2293	0.1193	0.7951
补碘时间*巴克其乡*补碘							-0.2336	0.0857**	0.7917
补碘时间*和田县*补碘							0.3882	0.1144***	1.4743
补碘时间*洛浦县*补碘							-0.3810	0.1009***	0.6832
补碘时间*墨玉县*补碘							-0.1848	0.1231	0.8313
补碘时间*和田市*补碘							-0.3799	0.1670*	0.6839
补碘时间*扎瓦乡*补碘							-0.0979	0.1085	0.9067
常数项	204.1508	8.889***		191.213	12.1829***		193.244	12.485***	
−2 Log Likelihood	54172.593			54135.303			54076.341		
卡方值（Chi-square）	1192.94***			1230.229***			1289.192***		
自由度（df）	9			17			25		

注：(1) 和田县不包括朗如乡,巴克其乡和土沙拉乡；墨玉县不包括扎瓦乡。
(2) 括号内为参照组。
(3) * $p<0.05$, ** $p<0.01$, *** $p<0.001$。
(4) O.R.：发生比（Odds Ratio）。

表 5-5 环境补碘相关变量对新生儿死亡影响的逻辑斯蒂回归

变量	模型Ⅰ			模型Ⅱ			模型Ⅲ		
	B	*S. E.*	O. R.	*B*	*S. E.*	O. R.	*B*	*S. E.*	O. R.
年份	−0.0897	0.0068**	0.9142	−0.0829	0.0094***	0.9204	−0.0891	0.0098***	0.9148
区域(控制区)									
实验区	−0.0529	0.0542	0.9485	−0.1096	0.0625	0.8962	−0.1196	0.0626	0.8873
地区(土沙拉乡)									
朗如乡	−0.1761	0.1519	0.8385	−0.2384	0.1799	0.7879	−0.2411	0.1799	0.7858
巴克其乡	0.4109	0.0844***	1.5082	0.3288	0.0937***	1.3893	0.3275	0.0937***	1.3875
和田县	−0.4507	0.0776***	0.6372	−0.5809	0.0874***	0.5594	−0.5684	0.0876***	0.5664
洛浦县	0.2063	0.0717**	1.2291	0.1824	0.0824*	1.2001	0.1954	0.0826*	1.2158
墨玉县	−0.8070	0.0968***	0.4462	−1.1992	0.1271***	0.3014	−1.1682	0.1279***	0.3109
和田市	−0.1814	0.0877*	0.8341	−0.2403	0.0976*	0.7864	−0.2292	0.0977*	0.7952
扎瓦乡	−0.4014	0.1947*	0.6694	−0.1394	0.3691	0.8699	−0.1073	0.3694	0.8983
补碘(不补碘)									
补碘				−0.3325	0.1715*	0.7171	−1.1381	0.3445**	0.3204
交互项(1)									
朗如乡 * 补碘				0.2584	0.3421	1.2949	1.6001	0.6224*	4.9535
巴克其乡 * 补碘				0.3038	0.2177	1.3550	1.4295	0.4281***	4.1766
和田县 * 补碘				0.6347	0.1984**	1.8865	−0.1338	0.4670	2.2906
洛浦县 * 补碘				0.0712	0.1843		0.8288	0.3822*	
墨玉县 * 补碘				0.9864	0.2107***	2.6816	1.8300	0.4101***	6.2339

（续表）

变量	模型Ⅰ			模型Ⅱ			模型Ⅲ		
	B	S.E.	O.R.	B	S.E.	O.R.	B	S.E.	O.R.
和田市 * 补碘				0.2426	0.2348	1.2746	1.1390	0.4841 *	0.9303
扎瓦乡 * 补碘				-0.1324	0.4475		-0.0722	0.8372	
补碘时间长度（2）							0.2682	0.0865 **	1.3076
交互项（2）									
补碘时间 * 朗如乡 * 补碘							-0.3992	0.1472 **	0.7091
补碘时间 * 巴克其乡 * 补碘							-0.3437	0.1040 **	
补碘时间 * 和田县 * 补碘							0.6490	0.1700 ***	1.9136
补碘时间 * 洛浦县 * 补碘							-0.2125	0.1296	0.7540
补碘时间 * 墨玉县 * 补碘							-0.2823	0.1435 *	
补碘时间 * 和田市 * 补碘							-0.3043	0.2125	0.7376
补碘时间 * 扎瓦乡 * 补碘							-0.0299	0.2118	
常数项	175.176	13.567 ***		161.727	18.790 ***		174.072	19.497 ***	
-2 Log Likelihood	27257.108			54135.303			27212.300		
卡方值（Chi-square）	807.107 ***			1230.229 ***			851.914 ***		
自由度（df）	9			17			17		

注：（1）和田县不包括朗如乡，巴克其乡和土沙拉乡；墨玉县不包括扎瓦乡。

（2）括号内为参照组。

（3）* $p<0.05$，** $p<0.01$，*** $p<0.001$。

（4）O.R.：发生比（Odds Ratio）。

用,即三个模型相比较,模型Ⅲ更好地解释了因变量。

在对逻辑斯蒂回归系数解释的时候,人们习惯用相对风险比或发生比率(odds ratio,简称(OR)概念来描述自变量回归系数的意义,即自变量变动一个单位给原来的发生比所带来的变化。它等于对回归系数取指数,即 exp(b)。如果自变量是虚拟变量,则是某一自变量相对于参照组因变量事件发生比的比率;如果自变量是连续变量,则意味着自变量每变化一个单位因变量事件发生比变化的比率。

从三个模型里看到,区域变量统计都不显著,说明在补碘前或是补碘后控制了其他因素——尤其是补碘因素影响后(即如果没有补碘的话),实验区和控制区婴儿死亡发生比没有差别。如果只从系数看,实验区的婴儿死亡发生比高于控制区。

环境补碘与婴儿死亡发生比呈负向关系,即环境补碘降低了婴儿死亡发生比。模型Ⅲ的回归系数表明补碘地区婴儿死亡发生比只是未补碘地区的 40.76%,即在其他因素得到控制情况下,婴儿死亡发生比因环境补碘下降了 59.24%,且在统计意义上非常显著。

年份对婴儿死亡也是很显著的影响变量。随着社会经济的发展,在控制了其他变量的影响后,婴儿死亡发生比平均每年降低 9.4%。

注意到婴儿死亡发生比在各县、乡之间不同。除了朗如乡和扎瓦乡与土沙拉乡相比没有区别以外,其他各县、乡显著地不同于土沙拉乡。巴克其乡和洛浦县的婴儿死亡发生比高于土沙拉乡，分别是它的 1.5 倍和 1.3 倍，而和田县、墨玉县、和田市仅是土沙拉乡的 88%、65% 和 74%。这种差异是在其他变量得到控制，并排除了补碘因素后客观存在的。

补碘时间长度统计上显著，且发生比为 1.1793。说明在控制了其他因素情况下，并不意味着补碘时间越长，越有利于降低婴儿死亡发生比。相反，在一次补碘后，时间每增加一年，婴儿死亡发生比是原来的 1.18 倍。这也说明环境补碘效果虽然是长期的，但是随着补碘时间的推移，其效果也在逐年减弱。

逻辑斯蒂回归方程中的交互作用项可以比较在不同县、乡之间环境补碘的影响程度的差异。交互项（1）的回归系数都是正的，表明环境补碘对降低婴儿死亡率的作用都比土沙拉乡大，尤以洛浦县、和田市、巴克其乡、扎瓦乡和墨玉县最显著。交互项（2）是为了检验环境补碘的效果在不同县、乡之间随时间推移的减弱程度是否等比例。从回归系数看，各县、乡差异较大，并不是等比例的，和田县环境补碘效果减弱最快。因为分析包括交互项作用在内的发生比较为复杂，需要饱和模型（saturated model）的条件，所以这里的简略模型（reduced model）不能准确估算环境补碘在不同地区影响的发生比。但是，如果不考虑是否补碘与补碘时间长度之间的交互项，那么就可以大致估算某一地区因环境补碘婴儿或新生儿死亡发生比平均每年的变化情况。在环境补碘对婴儿死亡影响的模型中,环境补碘在巴克其乡和洛浦县的作用最显著。巴克其乡因环境补碘婴儿死亡发生比平均每年比原来下降 15.73%,即巴克其乡因环境补碘的原因,每变动一年婴儿死亡的发生比是原来的 84.27%[OR＝exp(－0.8975＋0.96－0.2336)＝0.8427];洛浦县因环境补碘婴儿死亡发生比平均每年下降 13.34%。虽然它们的下降幅度不算很大,但是与其补碘之前很高的婴儿死亡水平相比,这样的幅度已经是非常显著的了。

环境补碘对新生儿死亡发生比的影响与对婴儿死亡发生比的情况相似(表 5-5)。当控制了其他变量的作用后,即如果没有补碘作用,实验区新生儿死亡发生比与控制区相似,没有差别。补碘前后在控制了包括补碘因素在内的其他变量影响后,新生儿死亡发生比从 1988—1999 年平均每年下降 8.52%。对整个地区来讲,因补碘作用使新生儿的死亡发生比降低了近 67.96%。然而,随着补碘后时间的推移,环境补碘对新生儿死亡发生比的影响也在逐年减弱,平均每年比原来降低 30.8%。在各地区之间,巴克其乡因环境补碘新生儿死亡发生比降低较为显著,平均每年因补碘作用降低 5.1%。

第四节　环境补碘对出生率的影响

当研究发展中国家影响生育率下降的因素时,计划生育政策是一项非常重要的因素,特别是在像我国这样计划生育政策覆盖面广,体制完善的国家,更不能忽视其巨大作用。据文献研究,在碘缺乏地区,补碘能够改善育龄妇女碘营养状况和胎儿生长发育,提高孕妇的活产率和改善新生儿的健康状况,从而提高出生存活率。之所以在这里关心环境补碘对出生率的影响,首先,因为新疆和田地区与中国其他地区一样,补碘前后的一段时间,人口控制是社会发展的一项重要措施,出生率水平是每届政府和公众所关心的。其次,已经证明环境补碘能够大大降低婴儿、新生儿死亡风险,按照Easterlin(1975)的孩子供给需求生育率分析理论,在孩子期望数一定的条件下,婴儿死亡率下降是促使生育率下降的一个因素。据 DeLong(1997)推断,中国从 1952 年至 1982 年,婴儿死亡率由 250‰降到 40‰,部分原因与此期间政府大规模地实施消除碘缺乏病的公共卫生战略有关。

中国的计划生育政策在各个地区因社会经济背景、民族的不同,实行的是有差别的生育政策。新疆和田地区属于边远少数民族地区,自 1989 年开始实行计划生育政策,城镇一对夫妇可以生育两个孩子,农村可以生育三个孩子,牧区可以生育四个孩子。在一些特殊条件下,城镇和农村地区可以分别放宽到三个、四个。因此,和田地区执行的计划生育政策与人们的生育意愿相对较为接近,可以看做是很宽松的社会生育环境,即计划生育政策影响人们的生育行为相对较小。这是与中国内地或汉族地区相比更有条件分析除计划生育政策影响因素之外其他影响生育率转变的因素的基本条件。

　　从补碘地区的县、乡妇幼保健站分乡和村收集到了 1988 年至 1999 年的人口和出生数据,按照环境补碘的设计要求,分别计算实验区和控制区,补碘区和非补碘区的粗出生率(实验区是补碘目标区,当实施了补碘措施后即为补碘区)。粗出生率虽然受到年龄结构的影响较大,相对于一般生育率指标较差,但是因宽松的社会生育环境,年龄结构的影响相对减弱。所以仍然采用粗出生率指标来比较实验区和控制区、补碘区和非补碘区之间的变化差异,并通过方差分析判断影响粗出生率的因素。朗如乡、巴克其乡、土沙拉乡和扎瓦乡分别于 1992、1993、1994 和 1995 年开始在部分村进行环境补碘;和田县、和田市、洛浦县和墨玉县在 1997 年开始在部分乡进行环境补碘。实验区和控制区相比,虽然自 1988 年以来,平均粗出生率由 35‰ 降到 26‰ 左右,但是统计上不显著。如果比较 1997 年以后补碘区和非补碘区,其变化差异是非常显著的(表 5-6)。经方差分析(表 5-7)环境补碘对粗出生率的影响统计显著,而实验区和控制区出生率变化不显著。也就是说,在解释粗出生率下降的原因时,环境补碘措施是不容忽视的作用因素之一。

表 5-6 在新疆和田县、洛浦县、和田市和墨玉县
不同地区对粗出生率的 T-检验

	1990 年以前				1997 年以后			
	样本量	均值	标准差	P 值	样本量	均值	标准差	P 值
实验区	14	35.53	9.51	>0.05	70	25.73	8.15	>0.05
控制区	13	35.34	11.59		62	26.11	8.68	
补碘					22	22.77	5.68	<0.05
未补碘					110	26.54	5.68	

表 5-7 新疆和田县、洛浦县、和田市和墨玉县
粗出生率影响因素的方差分析

误差来源	离差平方和 (SS)	自由度 (df)	均方差 (MS)	F 值	P-值
实验区与控制区	155.424	1	155.424	2.45	0.119
补碘与未补碘区	796.894	1	796.894	12.563	0.001
误差	10085.617	159	63.432		
合计	108687.229	162			

第五节 结论和讨论

从以上几节分析,可以肯定在本研究区域内,环境补碘对儿童和育龄妇女的尿碘含量有明显的改善,且受益人群广,效果持续时间长。儿童尿碘中位值在环境补碘后的 1—2 年内即迅速提高,在以后的 5—6 年时间里,持续稳定在 $100\,\mu g/L$ 左右,远高于补碘前,基本达到国家颁布的补碘标准(GB16006,1996)。在最初补碘的两个乡中,朗如乡儿童尿碘补碘前小于 $15\,\mu g/L$,1996—1997 年以后一直维持在

$100\,\mu g/L$ 以上。巴克其乡虽然自然碘环境比朗如乡好,补碘之前儿童尿碘和育龄妇女尿碘均在 $50\,\mu g/L$ 左右,即使在1998 年受到碘缓释器和发放碘油丸的影响,但是因为这些干预方法有效期短和使用率低,并不影响我们的结论。到目前为止,我们所观测的各项尿碘指标都表明环境补碘是安全的。

在碘缺乏地区,环境补碘对儿童生长发育状况有积极的影响,作用非常显著,尤其是对婴儿的早期补碘(从孕妇补起)更加显著。朗如乡和巴克其乡5岁儿童自环境补碘以来,身高平均增长了 12 到 15 厘米,标准化值也由 -4.3 和 -5.4 提高到 -1.3 和 -1.4,提高幅度分别为 69.77% 和 74.07%。大脑发育结果类似。朗如乡和巴克其乡5岁儿童平均脑周长控制区低于实验区 2.1 厘米和 0.9 厘米,意味着从儿童早期开始补碘,可以大大改善儿童大脑的发育。以美国同龄儿童平均脑周长为参照,5岁儿童平均脑周长朗如乡和巴克其乡分别提高了 98.93% 和 46.67%。这些变化是否意味着大脑功能的发育完好呢?令人遗憾的是在环境补碘地区,一直没有进行儿童心理方面的研究。但是,另一项早期研究(Cao等,1994a)表明对孕妇早期补碘的儿童 VMI(视觉运动整合,visual-motor integration)值得分为 86.2,而从儿童2岁开始补碘的同龄儿童 VMI 值为 72.1。说明从儿童早期就开始补碘对大脑机能的发育有积极作用。因此,环境补碘对婴幼儿大脑功能的发育具有积极的影响。当然,在此期间,不能排除其他补碘方法或社会经济发展的影响。

　　逻辑斯蒂回归结果表明,环境补碘使婴儿死亡发生比下降了59.2%,新生儿死亡发生比降低62%。相关的研究也同样证明补碘有降低婴儿死亡率的作用。Thilly等(1994)在扎伊尔对怀孕妇女实施肌肉注射碘油,发现在严重碘缺乏地区补碘后婴儿死亡率显著降低。实施补碘的母亲组与未补碘母亲组相比,婴儿死亡率是113‰比242‰,发生比是2.15。这与环境补碘的结果相似。轻度缺碘母亲组注射碘油后与未补碘母亲组相比,婴儿死亡率是146‰比204‰,发生比是1.4。扎伊尔的研究对象只包括了怀孕期间自愿注射碘油的妇女,而环境补碘对象是整个补碘区域的人群。虽然在实验的巴克其乡和土沙拉乡,个别年份受其他碘源的干扰,如碘缓释器和碘油丸,但是它们的效果一般在一年内,而且从访谈中了解到老百姓的使用率仅为30%;与此同时,在补碘期间没有发生诸如社会经济和公共卫生政策方面能够使婴儿死亡率大幅度下降的变化。所以,婴儿、新生儿死亡率在环境补碘期间的大幅度下降大部分原因可以归结为环境补碘的作用。据Ma等(1994)估计,我国1991年受碘缺乏影响的人群有4亿。自新中国成立以来,直到20世纪80年代初,我国政府在全国大部分省区成功地推广了加碘盐,所以这一时期我国死亡率的大幅度下降部分原因同样可以归结于补碘的作用(De-Long,1997)。

　　另一方面,婴儿、新生儿死亡率的大幅度下降暗示着因碘缺乏造成的先天性甲状腺机能减退病因得到改善。先天性甲状腺机能减退妨碍儿童抵御传染病生理机能的发育成熟（如免疫系统和血液系统），尤其是婴幼儿抗病机能的发育（如消化系统和心血管系统），因为碘与儿童生长发育、氧消耗和蛋白质合成激素共同对人体发生作用（DeLong，1993）。

补碘时间长度变量说明随着时间的推移，其补碘作用也在逐步减弱，但是每年的降低幅度很小，这与土壤碘含量有5—6年的持续期一致。时间变量的显著影响说明社会经济发展对婴儿、新生儿健康的改善，也一定程度上反映了诸如碘油丸、碘缓释器等其他碘源的影响。

碘缺乏是影响新疆南疆农村地区儿童健康最重要的因素之一，环境补碘干预措施对改善碘环境，降低婴儿、新生儿死亡率有显著的作用。环境补碘在提高育龄妇女碘营养的同时，降低了婴儿、新生儿死亡风险，延长了妇女的怀孕时间间隔，或者保证了家庭对存活孩子数的预期，间接地影响出生率。影响出生率下降的因素非常多，包括计划生育政策、人们生育观的转变以及社会经济的发展等等，因为各方面的资料缺乏，对于环境补碘因素对出生率的净影响如何，暂时还不能得出准确结论，有待今后的研究。

因此，新疆环境补碘的经验意味着，在贫困落后的碘缺乏地区，环境补碘可以作为控制碘缺乏、改善婴幼儿发育迟缓，降低婴儿、新生儿死亡率的主要措施之一，也是在公共卫生资源有限的条件下的一种有效补碘措施。它能够有效地改善因碘缺乏而造成的一系列人口健康问题。

第六章　环境补碘对牲畜、农作物
　　　　产量与人均收入的影响
　　　　及成本效益分析

　　自然界中的微量元素是生命体生存必不可少的。环境中微量元素的营养状况尤其关系到农作物、牲畜和人类的生长、繁殖、发育状况。碘作为微量元素之一,除了影响人体健康以外,同样对植物的生长和动物的繁殖产生影响。虽然碘与植物生长的关系不是很明确,但是,Meyer(1931)在研究土壤因素对植物生长影响时发现,锰和碘是植物良好生长的基础。碘同样也可以作为肥料添加剂,通过施肥改善土壤中的碘含量保证植物的良好生长(Rengel 等,1999)。在畜牧业发展中,碘的作用也是非常突出的。碘常常被作为饲料添加剂补充环境缺碘,许多实验证明适量的碘营养的改善能够降低牲畜的死产率,提高牲畜的存活率。Sargison 等(1998)和Clark(1998)通过两年的补碘实验发现,实施补碘的母羊与未补碘的母羊相比,产羔率第一年提高了 21%,第二年提高了14%。Robinson(1996)和 Mawson(1994)也证实改善包括碘在内的营养元素可以促进牲畜繁殖率的提高。补碘还可以改善动物的生理功能。例如,Herzig(1996)的研究证明对奶牛实施补碘提高了产奶量。由此可见环境中的碘对植物和动物生长发育的重要性。

前面章节已经证实环境补碘方法对土壤、植物、动物、人体补碘的效果是非常令人满意的,对人的生长发育,尤其是婴儿死亡率的降低都有着显著的作用。然而,对植物(即农作物)生长状况,牲畜的繁殖情况,尤其是它们的产量产生怎样的影响尚不是很清楚。环境补碘作为一种环境干预方法,其特点之一就是补碘的开放性和影响的广泛性——不仅影响人口的健康状况,而且影响整个环境中的动植物生长。前面的研究已经表明一次环境补碘能够有效地提高水碘、土壤碘含量,植物、牲畜、家禽和人体的碘营养水平也相应得到改善,并且有效期持续5—6年。因此,环境补碘对当地农牧业经济的影响是长期的,其效应如何,值得深入研究。

第一节　环境补碘对牲畜的影响

新疆和田地区属于粗放式农业经济,其产值主要来源于农作物和畜牧业。因为当地居民95%以上是穆斯林,羊是其主要牲畜,占所有牲畜的90%以上。所以,本项研究重点考察环境补碘对羊的繁殖和存栏数的影响。

环境补碘分别于1992年、1993年和1994年在新疆和田县的朗如乡、巴克其乡和土沙拉乡进行。因统计资料缺乏,只收集到了 1990—1995 年三个乡分村的羊羔存活数,1995 年以后缺乏相应的统计资料。但是,从朗如乡收集到了 1990—1999 年分村历年各类牲畜存栏数。

为了说明环境补碘对牲畜数量的影响,采用比较实验区和控制区牲畜数量不同年份变化率的方法,即分别计算补碘前 n 年实验区和控制区平均每年牲畜数量,然后比较补碘后实验区和控制区各年均值相对于补碘前均值的变化率。其表达式为

$$\Delta_i = \frac{\overline{X}_{ai} - \overline{X}_{lm}}{\overline{X}_{lm}} \times 100\%$$

Δ_i 为补碘后第 i 年相对于补碘前均值的变化率;

$\overline{X}_{ai}$ 为补碘后第 n 年实验区或控制区各村牲畜数量均值;

$\overline{X}_{lm}$ 为补碘前 n 年实验区或控制区平均每年牲畜数量。

之所以用补碘前 n 年的均值作为基础值,是为了排除因某一年自然灾害或其他不可控的原因导致的异常值,使基础值保持相对稳定。由于实验区和控制区是同一行政区域内的近邻村或乡,社会、经济、自然与政策等条件在补碘前相似,可以认为,实验区和控制区的相对变化率差异越大,说明环境补碘的作用越强;反之,环境补碘的作用越小。

一、环境补碘对羊羔存活数的影响

新疆和田县朗如乡的第 6 村、7 村、8 村和 9 村于 1992 年和 1993 年实施了环境补碘(实验区),同时将邻近的第 4 村、5 村、10 村、11 村和 12 村作为控制区。利用 1990 年至 1995

年各村羊羔存活数,比较实验区和控制区补碘后各年相对于
补碘前均值的变化率,可以清楚地看到环境补碘对羊羔存活
数的影响。从图6-1中看到,在朗如乡的4个实验村,存活羊
羔的数量与补碘前2年(即1990—1991年)的均值(即平均
每年每村存活381只)相比,1992年、1993年、1994年和
1995年分别增长了19.11%、25.2%、71.65%和45.67%。
但是,在邻近的5个控制村,存活羊羔的数量与1990—1991
年的均值(即平均每年每村存活861只)相比,在1992年、
1993年、1994年和1995年的变化率则分别为-8.59%、
-6.68%、17.54%和11.61%。

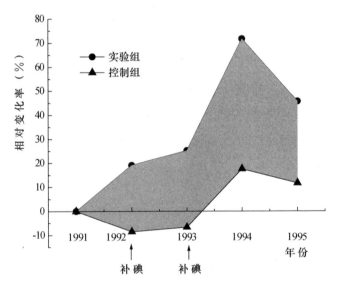

图6-1　新疆和田县朗如乡环境补碘前后羊羔存活数相对变化率

　　在巴克其乡,实验区羊羔存活数在补碘2年后与补碘前
3年均值相比,却只增长了17%,大大低于朗如乡的同期增长

率。这可能与巴克其乡本身的碘环境较朗如乡好有关,即越是缺碘的环境,补碘的效果可能越好。土沙拉乡的数据是这种推测的一个很好佐证。图 6-2 清晰地表明土沙拉乡实验区和控制区羊羔存活数环境补碘前后的变化。这里用 1992 年和 1993 年 20 个实验村和控制村的羊羔存活数的每年每村的平均值为基数,然后分别计算 5 个控制村、11 个实验村(补碘前儿童、育龄妇女尿碘水平与控制村大致相等)和 4 个严重缺碘的实验村(补碘前儿童、育龄妇女尿碘水平大大低于控制村)羊羔存活数与均值相比的历年变化率。在 1994 年和 1995 年,实验村中补碘前缺碘并不十分严重的 11 个村与控制村相比,并没有显示出像朗如乡那样明显的补碘作用,相反,其增长率在补碘后却低于控制村。但是,在 4 个严重缺碘

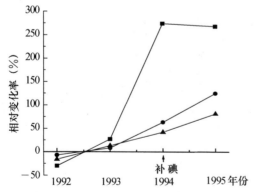

—●— 5 个控制村(1992—1993 平均每年羊羔存活数为 354—745 只)
—▲— 11 个碘缺乏并不很严重的实验村(1992—1993 平均每年羊羔存活数为 397—1258 只)
—■— 4 个碘缺乏最严重的实验村(1992—1993 平均每年羊羔存活数为 153—254 只)

图 6-2　新疆和田县土沙拉乡环境补碘前后羊羔存活数相对变化率

的实验村,却显示出明显的环境补碘的作用。1994 年和 1995 年羊羔存活数的增长率几乎是控制村的 3—5 倍。这充分说明在碘低于某一限度的环境中,补碘对羊羔的存活数提高具有更加明显的作用,即缺碘越严重,环境补碘影响越大。

二、环境补碘对羊存栏数的影响

补碘不仅提高了幼畜的存活率,而且能够提高成年畜的生育率,改善成年畜的健康状况(Pandav 和 Rao,1997;De-Long,2000)。严重缺碘对动物健康也有很大的影响,在牧业中因缺碘而造成很大损失的例子很多。美国仅蒙大拿(Montana)州每年因甲状腺肿大而损失的猪有一百万头之多(Shutte,1964)。在边远、贫困的和田少数民族地区,畜牧业是其收入的主要来源。环境补碘在提高了羊羔存活率的同时,也明显地提高了大牲畜的数量(即除了羊以外,还包括驴、牛、牦牛、骆驼和马等)。例如,朗如乡的 4 个实验村的牲畜存栏数与控制村相比,在 1993—1994 年增长 6.9%,而同期羊的存栏数增长了 10.3%;巴克其乡分别增长了 5.1% 和 9.5%;土沙拉乡环境补碘 1 年后,牲畜存栏数与控制村相比增长率高出 5.1%(DeLong,1997)。

指标和方法

在和田地区,羊是主要牲畜,占所有牲畜的 90% 以上。因当地居民 95% 以上为穆斯林,肉食主要以羊肉为主。因此,每年羊的存栏数直接关系到当地居民的收入水平和生活水平。这里以朗如乡和巴克其乡为例分别比较环境补碘前后实验区和控制区每年羊存栏数的变化率。之所以选择存栏数为分析指标,主要是因为很难得到相对准确的羊羔存活数据,尤其是 1995 年以后收集此类数据更加困难。但是,从当地有关部门和各乡会计那里可以收集到历年各类牲畜准确的存栏数。每年牲畜存栏数是指年初已有牲畜加上当年繁殖存活畜和购买牲畜,再减去当年出售或屠宰量,即为当年存栏数。因为没有历年分村的繁殖存活畜、购买牲畜、出售量和屠宰量数据,尤其是按牲畜种类分的各村数据更加困难,所以在用存栏数指标时需要作相应的条件假定。从历年两乡数据来看,每年牲畜购买量不足存栏数的 1％,一般当年屠宰和出售的是当年出生而瘦弱的,以及部分年老体弱的牲畜,只有个别年份屠宰和出售量较大,一般各年份都较为稳定。因此,基本可以假定每年牲畜存栏数的增加主要来自于每年繁殖存活畜和成年畜的留存(据健康状况而定),也就意味着每年牲畜存栏数指标基本可以用来反映环境补碘对牲畜健康成长和繁殖存活的影响。

结果

图 6-3(a)、6-3(b)分别是朗如乡两次环境补碘前后实验村和控制村历年羊存栏数的变化率。图 6-3(a)的基础值是 1990—1992 年实验村和控制村平均每年每村的均值,即实验村每年每村羊平均存栏数为 1179 只,控制村为 2417 只;

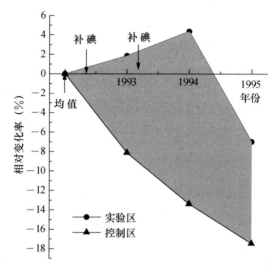

图 6-3 （a）新疆和田县朗如乡 1992 和 1993 年环境补碘前后 实验村和控制村羊存栏数的变化率

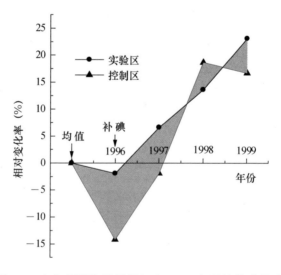

图 6-3 （b）新疆和田县朗如乡 1996 年环境补碘前后 实验村和控制村羊存栏数的变化率

图 6-3(b)的基础值分别是 1993—1995 年实验村和控制村平均每年每村的均值,分别为 2117 只和 1582 只。第一次补碘后,实验村羊的存栏数相对基础值分别在 1993、1994 年增长了 1.86％和 4.38％,而控制村却连续三年大幅度下降;虽然 1995 年实验村的羊存栏数比基础值下降了近 7％,但是也远远低于控制村的下降幅度。1996 年第二次补碘,虽然实验村和控制村在补碘当年都呈下降趋势,但是实验村远远小于控制村的下降幅度,在补碘第二年以后都高于基础值。1996—1999 年实验村和控制村的变化趋势基本一致,然而实验村的相对变化率多数年份都高于控制村,只有 1998 年因其他原因导致控制区的增长幅度高于实验村。

从 1995 年补碘的扎瓦乡、1997 年补碘的墨玉县和 1993 年补碘的巴克其乡实验区和控制区补碘前后羊存栏数的历年相对变化率来看(图 6-4(a)、6-4(b)和 6-4(c)),也进一步证实环境补碘以后,实验区各年羊存栏数相对于补碘前均值的变化率要高于控制区。巴克其乡在 1997 年以后实验区却低于控制区,一方面说明补碘 5 年后碘的作用已经减弱(前面章节有关土壤碘含量的数据表明 1997 年的水平与补碘前相差不多),另一方面也可能是其他诸如牲畜购买量或屠宰量以及自然灾害等不可控因素的影响。

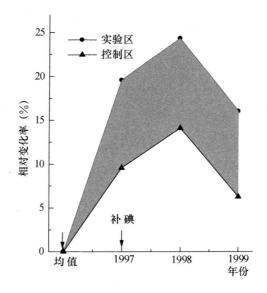

图 6-4 （a）新疆墨玉县实验区和控制区环境补碘前后
羊存栏数的相对变化率

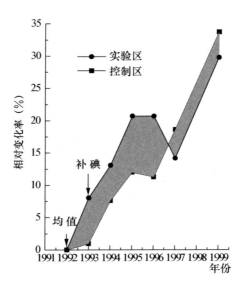

图 6-4 （b）新疆和田县巴克其乡实验区和控制区环境
补碘前后羊存栏数的相对变化率

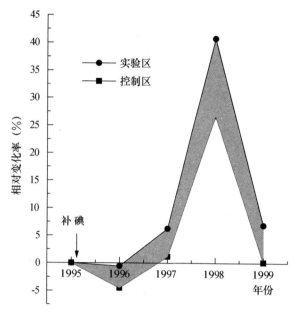

图 6-4 (c) 新疆墨玉县扎瓦乡实验区和控制区环境补碘前后羊存栏数的相对变化率

第二节 环境补碘对农作物的影响

前面已经详述过环境补碘能够提高植物(农作物)的碘含量,可以作为人们补碘的途径之一。然而,环境补碘能否促进农作物产量的提高仍有待研究。据国内外有关专家报道,在水稻生育期某一阶段施碘,可以增加水稻产量或增加稻谷碘的含量(林应春,1999)。DeLong(2000)在比较了 1996 年以前朗如乡实验村和控制村小麦、玉米和水稻产量后,认为环境补碘对水稻的产量有显著的提高。下面分别用和田地区环境补碘的数据和新疆农科院核生所在温宿县农科院水稻实验基地补碘实验数据来研究补碘对农作物尤其是水稻的影响。

一、新疆和田地区环境补碘对粮食作物的影响

环境补碘通过改善土壤中的碘营养,能够有效地提高农作物的碘含量,例如麦秆、麦粒、稻壳、稻谷、稻秆等的碘含量(DeLong,1997)。下面以和田县朗如乡为例分析环境补碘对粮食作物产量的影响。

朗如乡 1992 年和 1993 年第一次补碘时,实验区为第 6村、7 村、8 村、9 村,控制区为邻近的第 4 村、5 村、10 村、11村、12 村;1996 年第二次补碘时,第 4 村、5 村、10 村、11 村、12 村变为实验区,邻近的第 1 村、2 村、3 村为控制区。在两个补碘阶段的实验区和控制区,小麦平均亩产量从 1990 年至1999 年基本维持在 400 公斤左右。玉米平均亩产量在第一次补碘的 4 个村,经补碘后稳步增长,从 1990 年的平均 260公斤/亩增长到 1995 年的 360 公斤/亩,增长了 38.46%;同期的 5 个控制村也有近似的增长幅度,即从平均 270 公斤/亩增长到 383 公斤/亩,增长 41.85%。1996 年第二次补碘后,实验区(即第一次补碘的控制区)平均亩产量增长到 1999 年的 406 公斤/亩,增幅为 6%,控制区(第 1 村、2 村、3 村)也有近似的增长幅度。由此推断环境补碘对小麦和玉米的产量影响不大。

但是,对水稻亩产量的影响却显示出实验区和控制区的差异(见图 6-5)。第一次补碘的 4 个实验村,补碘前 2 年

（1990 年和 1991 年）水稻亩产量基本一致，平均为 162 公斤/亩，1995 年达到 401 公斤/亩，增幅高达 147%；同期的 5 个控制村却只从 278 公斤/亩（1990 年和 1991 年的均值）增长到 335.4 公斤/亩，增幅仅为 20.82%。1996 年同时对以前的实验村和控制村进行环境补碘，因作为参照的第 1 村、2 村、3 村不种植水稻，所以只能对实验村进行补碘前后的比较。从图中看到，第二次补碘对原来实验区的水稻亩产量影响不大，但是对原来的控制区的影响却较为明显。补碘当年（1996年）就较前一年提高 13.06%，第二年 23%，第四年增长 43%。在补碘后的几年里，实验区的水稻平均亩产量基本上都达到了 400 公斤/亩。

据 DeLong(2000)研究发现，实验区和控制区的水稻产量与环境中的碘含量关系非常密切。水稻产量与稻谷碘含量的相关系数为 0.80，呈现出非常强的正相关；水稻产量与土壤碘含量的相关系数为 0.77；而稻谷碘含量与土壤碘含量的相关系数为 0.90。相反，小麦产量与麦壳碘含量没有相关性（$r=0.05$），与土壤碘含量有较弱的相关性（$r=0.49$）。水稻产量与小麦产量没有显著的相关性。因为诸如气候等其他影响因素对水稻和小麦的影响是一样的，不能够造成两者产量变化上如此大的差异。

因此，从朗如乡的数据看，环境补碘对水稻增产是有显著作用的。但据文献研究，碘对农作物（包括水稻）产量的影响尚不确定。为了进一步揭示环境补碘与水稻产量之间的关

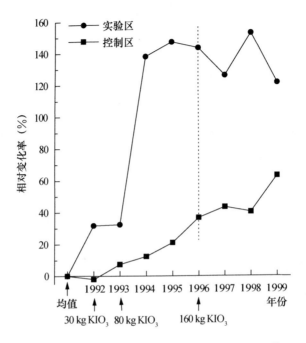

图 6-5 新疆和田县朗如乡实验区和控制区环境
补碘前后水稻亩产量变化率

系,下面一节将重点研究此问题。

二、新疆阿克苏地区温宿县水稻实验

环境补碘在和田县朗如乡对水稻产量产生如此显著的影响,值得特别关注。补碘对水稻改善碘营养是预料之中的,也有文献对此做出过报道(DeLong,1997;CIEB,1950)。但是对水稻产量如此显著的影响却很少有文献可做参考。所以,此结论是否科学,能否作为在其他水稻产区推广的方法,值得深入研究。

为了进一步验证补碘能否促进水稻增产,能否增加水稻碘含量,本项目组与新疆农科院核生所合作,分别于 1999 年和 2000 年在新疆阿克苏地区温宿县农科院水稻实验基地实施了补碘实验,并详细记录了水稻产量,分析了土壤、稻秆、稻谷和大米等的碘含量。

实验设计

1999 年设计了两种方案——实验 I 和实验 II。实验 I 简称 $2×2×2×5$ 实验,即 2 个水稻品种(A 稻 8 号晚熟品种和新稻 1 号早熟品种),2 个补碘水平(I_0 未补碘和 I_{20} 每亩补碘 20 克),2 个不同水平的施肥量(N_{30} 和 N_{50},简称高肥和低肥),重复 5 次。目的是考察在不同的肥力条件下,补碘对不同水稻品种的作用。实验 II 考察不同的补碘方式(水面补碘、地面补碘和碘水蘸秧根)对水稻的影响。在耕种之前,以铵、镁、锰、锌、铜、钼、镍、钴等 8 种微量元素拌土,均匀撒入试验田作基肥,整地结束后,沉淀数日,然后按照实验设计,在不同田区补碘。待地细整、刮平后,按 $15×30$ cm 株距、每穴插 5 株苗的要求插秧。

2000 年对实验方案略作调整。实验 I 改为一种水稻(新稻 1 号早熟品种)在同样的肥力下,不同补碘水平(4 个水平)对水稻产量和碘含量的影响。实验 II 改为在高肥或低肥条件下,不同补碘水平(4 个水平)对水稻产量和碘含量的影响。

实验期间田间观察记录各个生育期,调查每个田区基本苗、总茎数、有效穗数等。在管理方面,根据水稻需水情况保

证及时供水,为了减少误差,不施用化学除草,全靠人工拔草,确保水稻正常生长。田间设计图如下:

I 1—8 田区	II 9—16 田区	III 17—24 田区	IV 25—32 田区	V 33—40 田区	实验 场所
A	E	G	F	D	
F	G	B	B	C	
B	B	F	C	G	
E	C	H	G	E	
C	D	A	H	F	
G	F	E	A	H	
H	H	C	D	A	
D	A	D	E	B	

↑　　　　　↑　　　　　↑——进水沟

注:A:$I_0 N_{30} V_1$　B:$I_0 N_{30} V_2$　C:$I_0 N_{50} V_1$　D:$I_0 N_{50} V_2$　E:$I_{20} N_{30} V_1$ F:$I_{20} N_{30} V_2$　G:$I_{20} N_{50} V_1$　H:$I_{20} N_{50} V_2$(I_0代表未加碘;I_{20}代表加碘;N_{30}代表低肥;N_{50}代表高肥;V_1代表早熟稻;V_2代表晚熟稻);每个田区4×10米。

图 6-6　实验 I 规划图

1	2	3	4	5	6	7	8	9	10	11	12
S	D	N	E	D	E	N	S	E	N	D	S
I				II				III			

注:N:未补碘;D:水面补碘;S:地面补碘;E:碘水醮秧根

图 6-7　实验 II 规划图

实验结果

水稻产量的变化　实验结果详见表6-1,经方差分析土壤补碘对水稻产量没有明显的影响($P>0.05$),而对肥料的作

表 6-1 1999 年新疆温宿县施用碘肥对水稻产量的影响

田区号	田区产量(kg)					总合 (kg)	平均 (kg)	折合亩产 Kg/亩	增减 (kg)	增减 %
	I	II	III	IV	V					
A_0	27.2	25.9	24.4	28.0	29.5	135.0	27.0	833.4	0	0
E	28.0	26.8	26.5	26.7	26.2	134.2	26.8	827.2	-6.2	-0.7
C_0	30.9	31.1	27.5	30.5	31.1	151.1	30.2	932.1	0	0
G	31.6	30.7	26.5	29.1	31.1	149.0	29.8	919.8	-12.3	-1.3
B_0	18.0	19.0	19.2	19.8	19.4	95.4	19.1	589.5	0	0
F	18.3	19.0	18.8	18.0	18.3	92.5	18.5	571.0	-18.5	-3.1
D_0	17.7	17.9	17.3	18.2	17.0	88.2	17.6	543.2	0	0
H	17.3	17.3	18.0	17.3	18.2	88.3	17.7	546.3	+3.1	+0.6

注:(1) A_0、C_0、B_0、D_0 为不加碘(对照);E、G、F、H 为加碘。
(2) A、E、C、G 为晚熟高产品种 A 稻 8 号;B、F、D、H 为早熟优质品种新稻 1 号。
(3) A、E、B、F 为低肥 N_{30};C、G、D、H 为高肥 N_{50}。
(4) 田区面积为 4 米×10 米。

用呈现显著差异（$P<0.001$）。同是 A 稻 8 号（晚熟品种），高肥产量平均为 925.95 公斤/亩，而低肥的产量平均为 830.3 公斤/亩。

2000 年对同一品种水稻（新稻 1 号早熟品种）实施不同量的补碘水平，在不同的肥力条件下，结果却相反。在不施肥的情况下，随着施碘量的加大，水稻产量却有所下降，平均每平方米水稻穗头数大致相等（表 6-2）。然而，在低肥或高肥的条件下，随着施碘量的加大，水稻产量和平均每平方米的水稻穗头数都有所提高（表 6-3）。

表 6-2　2000 年新疆温宿县不同施碘量下水稻抽穗数和产量比较

实验类型	平均田区产量（kg）	折合亩产量（kg/亩）	平均每平方米抽穗数（头/米^2）
I_0	16.91	596.5	422
I_{20}	16.75	590.9	425
I_{40}	16.15	569.7	413
I_{80}	16.52	582.8	418
I_{160}	15.82	558.1	425
I_{320}	14.98	528.4	397

注：(1) 田区面积为 3.5 米×10 米。(2) I_n 为 n 克/亩补碘量。

表 6-3　2000 年新疆温宿县不同肥力、不同施碘量下水稻抽穗数和产量比较

补碘类型	平均田区产量（kg）	折合亩产量（kg/亩）	平均每平方米抽穗数（头/米^2）
$I_0 N_{15}$	11.03	521.3	356
$I_{20} N_{15}$	12.00	567.1	416
$I_{40} N_{15}$	10.52	497.2	348
$I_{60} N_{15}$	11.93	563.8	424

（续表）

补碘类型	平均田区产量 （kg）	折合亩产量 （kg/亩）	平均每平方米 抽穗数（头/米²）
$I_0 N_{30}$	10.88	514.2	362
$I_{20} N_{30}$	11.32	534.9	380
$I_{40} N_{30}$	10.88	514.2	395
$I_{60} N_{30}$	12.03	568.5	409

注：（1）田区面积为 2.5 米×10.45 米。（2）N_{15} 为低肥，N_{30} 为高肥。

从实验Ⅱ的结果来看（表 6-4），凡是补碘的田区，不论采用何种补碘方式，均比对照组增产，平均每亩增产 6.35—16.51 公斤/亩，增幅在 1.03％—2.71％之间，经方差分析增产在统计上不显著（$P>0.05$）。

表 6-4　1999 年新疆温宿县不同补碘方式对新稻 1 号产量的影响

补碘 方式	田区产量（kg）			总和 （kg）	平均 （kg）	折合 亩产 Kg/亩	增减 （kg）	增减 ％
	Ⅰ	Ⅱ	Ⅲ					
N	9.2	9.8	9.8	28.8	9.6	609.6	0	0
D	9.7	9.6	9.8	29.1	9.7	615.9	+6.3	+1.03
S	9.7	9.6	10.3	29.6	9.86	626.1	+16.5	+2.71
E	9.5	10.2	9.6	29.3	9.76	619.7	+10.1	+1.66

注：N：未补碘；D：水面补碘；S：地面补碘；E：碘水醮秧根。
田区面积为 4 米×10 米。

因此，科学实验证明微量元素碘与水稻产量的关系比较复杂。只有在保证一定土壤肥力（或许还有其他条件的情况下），施用一定量的碘肥，才有可能提高水稻的产量。那么，为什么在朗如乡有如此显著的影响呢？据笔者在当地与老百姓或乡政府有关人员座谈，了解到在环境补碘期间，实验村和控制村在水稻品种和生产管理技术等方面没有差异。他们认为可能的差异是因为实施环境补碘，保证了水稻对水的需要和加强了农民田间管理意识。而温宿县农科院水稻实验基地的实验都不存在这种影响。由此看来，环境补碘对当地社区的影响不仅仅是碘缺乏控制，而且影响到人们的生产观念和管理行为的转变。

　　虽然实验证明水稻补碘对其产量的作用关系较为复杂，但是，对水稻生长营养状况的改善作用如何，同样也是值得关注的主要问题之一。因为水稻既是人类的主要食物之一，也是牲畜的饲料来源。水稻含碘量提高了，可以直接起到对人体补碘的效果，同时稻草可以作为饲料先对牲畜补碘，然后经食物链间接地对人体补碘。所以，对水稻补碘的作用不仅局限于其产量的提高，其自身碘营养的改善也是很重要的环节。

　　1999 年温宿县水稻实验结果（表 6-5）表明，经补碘后土壤碘含量明显地提高了，水稻碘含量从分蘖叶期开始随时间逐步降低。在低肥或高肥条件下，补碘早熟稻和晚熟稻与不加碘相比，只有剑叶和稻草的碘含量提高较为明显。唯有晚熟水稻在低肥条件下，经补碘后，从剑叶到稻草、稻谷、大米，碘含量都明显提高。说明在补碘条件下，水稻碘含量增加的条件较为复杂，不仅有品种上的差别，还有肥力的差别。水稻碘含量的情况就 1999 年的实验结果尚不是很明朗，有待进一步研究。

表 6-5　1999 年土壤补碘对水稻碘含量和水稻土壤碘含量的影响

实验类型	分薛叶期（40 天）$\mu g/100g$ 均值	成穗期（70 天）$\mu g/100g$ 均值	稻草 $\mu g/100g$ 均值	稻谷 $\mu g/100g$ 均值	大米 $\mu g/100g$ 均值	实验后土壤碘含量 $\mu g/kg$ 均值	实验前土壤碘含量 $\mu g/kg$ 均值
A_0	27.8	17.8	26.4	11.6	9.5	18.7	15.3
E	24.7	20.6	27.9	14.5	10.7	24.6	23.0
C_0	33.2	17.8	28.6	13.3	9.7	23.8	19.0
G	29.8	20.2	29.4	13.0	9.6	23.4	4.0
B_0	29.2	15.9	29.2	13.1	8.1	21.7	—
F	25.9	20.8	25.9	13.3	11.8	17.3	17.0
D_0	32.1	18.3	23.1	14.6	8.8	21.2	—
H	32.5	17.6	25.6	12.8	12.8	21.7	10.5

注：(1) A_0、C_0、B_0、D_0 为不加碘（对照）；E、G、F、H 为加碘。

(2) A、E、C、G 为晚熟高产品种 A 稻 8 号；B、F、D、H 为早熟优质品种新稻 1 号。

(3) A、E、B、F 为低肥 N_{30}；C、G、D、H 为高肥 N_{50}。

(4) 每个田区 5 个样本。

2000 年针对去年的问题，实验方案作了适当调整，其实验结果表明，对同一品种水稻，施用碘肥的水稻碘含量都明显高于不施碘的水稻，且水稻生长初期高于晚期。随着施碘量的加大，水稻从子叶期到成熟，其稻秆、稻谷和大米等的碘含量都明显增高。在开花和灌浆期，土碘含量都非常稳定（表 6-6）。在低肥或是高肥条件下，稻谷、稻秆和大米等的碘含量同样表现出随施碘量的加大而增高，开花和灌浆期的土壤碘含量基本稳定在一定水平（表 6-7）。

表 6-6　2000 年新疆温宿县不同补碘水平条件下水稻叶片和稻草碘含量

实验类型	分薛叶期（叶片）（40 天）$\mu g/100\ g$	成穗期（剑叶）（70 天）$\mu g/100\ g$	稻谷 $\mu g/100\ g$	大米 $\mu g/100\ g$	稻秆 $\mu g/100\ g$	稻草 $\mu g/100\ g$	分薛叶期土壤碘含量 $\mu g/kg$	成穗期土壤碘含量 $\mu g/kg$
	均值	均值	均值	均值	均值	均值	均值	均值
I_0	16.30	15.65	17.47	13.99	12.94	15.71	20.00	63.00
I_{20}	34.37	28.44	35.35	32.25	29.14	35.31	30.25	52.00
I_{40}	62.37	46.75	35.08	33.35	31.03	44.49	23.50	54.00
I_{80}	59.80	38.21	41.28	37.18	30.34	42.82	32.13	47.00
I_{160}	60.03	44.93	43.56	48.03	30.12	45.38	40.50	69.50
I_{320}	78.91	56.46	48.97	46.59	31.91	49.38	38.00	60.00

注:(1) I_n 表示按照 n 克/亩水平补碘。

(2) 每种实验重复 4 次。

(3) 田区面积为 3.5 米×10 米

表 6-7　2000 年新疆温宿县不同肥力和不同补碘水平条件下
水稻叶片和稻草碘含量

实验类型	分薛叶期（叶片）（40 天）$\mu g/100\ g$	成穗期（剑叶）（70 天）$\mu g/100\ g$	稻谷 $\mu g/100\ g$	大米 $\mu g/100\ g$	稻秆 $\mu g/100\ g$	稻草 $\mu g/100\ g$	分薛叶期土壤碘含量 $\mu g/kg$	成穗期土壤碘含量 $\mu g/kg$
	均值	均值	均值	均值	均值	均值	均值	均值
$I_0 N_{15}$	27.40	18.80	15.64	9.20	15.33	17.98	38.00	15.33
$I_{20} N_{15}$	39.61	32.67	26.29	16.18	31.95	40.15	34.00	22.00
$I_{40} N_{15}$	51.90	42.76	32.50	32.38	29.61	44.47	23.67	41.33
$I_{60} N_{15}$	52.52	48.28	39.64	32.92	35.52	44.14	30.67	19.33
$I_0 N_{30}$	18.25	15.33	13.59	9.86	14.62	15.51	27.00	19.33
$I_{20} N_{30}$	35.39	34.60	22.13	23.24	31.06	40.57	26.00	21.33
$I_{40} N_{30}$	53.23	44.26	31.67	17.60	29.54	44.34	27.33	28.00
$I_{60} N_{30}$	57.18	47.46	35.64	17.66	33.68	44.08	29.33	30.00

注:(1) I_n 表示按照 n 克/亩水平补碘,N_{15} 表示低肥,N_{30} 表示高肥。

(2) 每种实验重复 3 次。

(3) 田区面积为 2.5 米×10.45 米

第三节　环境补碘对人均收入的影响

　　到目前为止,已经可以肯定地说环境补碘不仅提高了土壤的碘含量,改善了农作物的碘营养条件,而且对牲畜的生长发育、繁殖都有十分显著的有利影响,并进而通过食物链的作用,达到对人体补碘,改善人体健康的目标。但这只是环境补碘正面影响的一个方面,它还通过直接改善农作物生长环境,提高牲畜繁殖率等等,间接地改善了人们的生活水平,提高了他们的经济收入。图 6-6(a)、6-6(b)和 6-6(c)都显

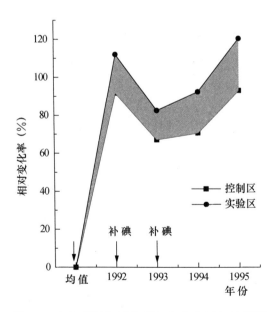

图 6-6　(a) 新疆和田县朗如乡实验区和控制区补碘前后人均收入相对变化率

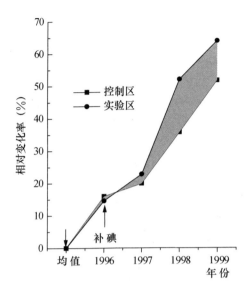

图 6-6   （b）新疆巴克其乡实验区和控制区
补碘前后人均收入相对变化率

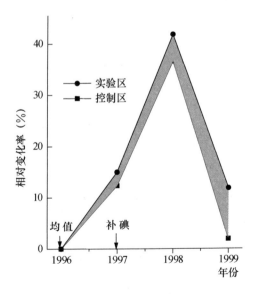

图 6-6   （c）新疆墨玉县实验区和控制区
补碘前后人均收入相对变化率

示出实验区的人均收入增幅比控制区的高。在和田这样一个贫困、边远地区,环境资源条件是制约当地经济发展的重要因素。环境补碘作为一项改善自然缺碘环境的环境干预方法,有利于地区社会经济可持续发展,提高了人们的经济收入,值得推广。

第四节　环境补碘的成本效益

环境补碘方法操作简单,不需要专门的技术人员培训,只要补碘区具备较为完善的灌溉系统即可,所以成本投入非常有限。除了人力和管理投入之外,直接成本包括简单的培训、油桶(装碘酸钾溶液)和简易操作房等。这些投入本身就很有限,当地政府都可以解决,况且在今后的补碘工作中可以重复利用,平均成本可以忽略不计。因此,环境补碘过程中的真正成本是购买碘酸钾(KIO_3)的费用。

要准确评估整个和田地区环境补碘的成本效益,相对来讲比较困难,因为资料非常有限。这里仅以最初补碘的朗如乡和巴克其乡为例简单分析环境补碘的大致成本和收益(Jiang 等,1997;DeLong 等,1997,2000;Cao 等,1994b)。

新疆和田县朗如乡 1992—1993 年在 4 个乡共投入了110公斤碘酸钾,按照联合国儿童基金在国际上的采购价格是每公斤 20 美元。为了价格的可比性,以下都采用人民币为单位,按照一美元等于 8.25 元人民币折算(按照当时的美元与人民币兑换利率),在朗如乡第一次补碘购买碘酸钾的成本是 18150 元,补碘区的人口为 2600 人,平均每人花费仅 6.98 元。按照前面的研究结果,一次补碘的有效期至少 5—6 年,由于 1996 年进行了第二次补碘,所以这里只计算到 1995 年,一次补碘平均每人每年只花费 1.75 元。

巴克其乡因位于和田河中下游(朗如乡位于上游),农业用水比朗如乡利用率高,碘缺乏不如朗如乡那么严重。1993 年在 8 个乡补碘 80 公斤,共花费 13200 元,补碘区人口 12900 人,平均每人每年大约 1.02 元。如果按照补碘有效应持续期 6 年计算,一次补碘平均每人每年仅仅花费 0.17 元。在所有实施的碘干预方法中,这已经是最低的了。碘缓释器每个 3.50 元,其有效期一般至多一年,如果按照平均每个家庭 5 人计算,则是平均每人每年 0.70 元;碘油丸每粒是 0.50 元,如果每家按照 1—2 个孩子计算,则平均每人每年是 0.50—1.00 元。

从以上的两个例子可以明显地看出环境补碘的直接成本是非常低廉的,是贫困地区老百姓可以负担得起的有效方法。如果再计算环境补碘的其他收益,那么其成本将更加低廉,更易被当地政府和老百姓接受。首先,因环境补碘的实施,健康存量(陆杰华,1999)得到提高,主要表现在婴儿、新生儿死亡率的降低,儿童生长发育的改善,与缺碘有关的疾病发病率的降低等等。其次,经济收入部分因环境补碘而提高。在 6.1.1 节和 6.1.2 节分析了朗如乡环境补碘对羊羔存活数的影响。按照 DeLong 教授(1997)对实验村与控制村相比每年羊新增存栏数价值的估算(含物价上涨因素),1993年实验村增收 3300 元,1994 年 7400 元,1995 年为 8800 元,与补碘成本 18150 元相比,3 年内仅牲畜一项收入就收回直接成本,何况环境补碘一次有效期至少持续 5—6 年。

因此,无论从哪个方面来看,环境补碘的成本收益比都是非常可观的,都是一项投资少,见效快,影响面广,提高人口健康存量和资本存量,对社会经济可持续发展具有潜在长期的积极作用的环境干预措施。

第五节 结 论

环境补碘有效地提高了土壤碘含量,改善了缺碘环境。在提高了动植物的碘含量,达到对人体补碘的目标之外,还进一步对农业经济产生积极的作用。碘环境的改善使得羊羔繁殖率和存活率都明显上升,成年畜的生长发育状况得到改善,大牲畜和羊的存栏数在补碘后也显著增长。农作物(小麦、玉米和水稻)的产量受环境补碘的影响虽然不是很大,但是,环境补碘大大改善了农作物生长的碘环境,提高了农作物生长的碘营养,保证农作物的健康生长。朗如乡实验村水稻增产的事实也从另一个角度说明,环境补碘作为一项干预措施,有利于促进人们生产管理观念、生产方式等方面的转变,加强了人们的田间管理意识。农作物碘营养改善的结果,一方面提高了人们食物碘摄入量;另一方面,农作物作为牲畜饲料,间接地补充了牲畜的碘营养,既有益于牲畜产量的提高,最终又达到对人体的补碘。

总之,环境补碘是一项覆盖整个人群,从各个方面对人体及动植物循环补碘的有效方法,能够有效地提高或改善当地的生存环境、健康环境,促进当地经济的发展;是一项有利于促进人们农业生产观念、行为转变的干预方法;而且投入成本低,收益大,是当地政府和老百姓普遍能够接受、负担得起的有效补碘方法。

第七章 环境补碘综合效应：
结构方程模型分析

环境补碘是一项系统的干预工程。前面各章节分别讨论了环境补碘因素对人口素质和健康，对牲畜、农作物、土壤等碘含量或生产的影响。这些分析分别着眼于问题的某一个方面，不易从整体上判断环境补碘因素对社区经济和人群的综合作用方向，以及作用大小。为了从宏观和微观角度定量测度环境补碘措施对社会经济和人口健康水平的影响，本章将用结构方程模型分析环境补碘的综合效应。

第一节 环境补碘综合效应的结构方程模型

一、建模的基本思路

新疆环境补碘项目在世界上是首创，没有太多的文献资料可供参考。我们建模的基本思想完全是基于实践经验和补碘的预期构想，希望通过结构方程模型来检验环境补碘对农村经济、人口素质和健康等方面的影响的理论模型。

作为自然界中微量营养元素，碘对牲畜的繁殖率、生长发育（Allcroft 等，1954；Mussett 等，1954；Falconer，1965；Andrews 和 Sinclai，1962；Evvard，1928）和人口健康状况（De-long，1993，2000；Cao 等，1994a；Chaouki 和 Benmiloud，1994；Neumann，Bwibo 和 Sigman，1992）的改善有显著的作用。在饲料加工工业中，碘被普遍作为添加剂，对牲畜的出生、存活和生长有明显的作用。在德国的研究表明补碘对奶牛的产奶量有提高作用（Kaufmann 等，1998）。大量的研究证明补碘对人口健康状况的改善有着非常重要的影响，尤其是在促进婴幼儿大脑发育，预防与防治碘缺乏病，以及降低婴儿、新生儿死亡率等方面（Hetzel，1989；Thilly 等，1980；Pharoah 等，1987；DeLong，1993；2000）。补碘作为碘缺乏病的有效控制措施已被世界各国所接受。

　　碘对农作物产量的影响尚不完全清楚。根据环境补碘项目的初步研究，在和田县朗如乡补碘地区（实验区）的水稻产量与非补碘地区（控制区）有明显的差异（DeLong 1997）。然而，由新疆农科院核生所在新疆阿克苏地区温宿县进行的补碘水稻实验证明补碘对水稻产量的影响不显著，但是对水稻生长的营养状况有着明显的改善作用（林应春，1999）。

　　本章所要研究的问题是环境补碘因素对农村经济和人口健康水平的综合影响。即通过结构方程模型揭示环境补碘与人口健康水平的作用关系，环境补碘与农村经济发展之间的关系，以及农村经济与人口健康水平之间的关系。根据前面各章节的分析结果和第 2 章的理论框架，环境补碘措施和补碘前的农村经济状况作为模型的自变量，补碘后的农村经济状况和健康水平作为模型的因变量。图 7-1 清晰地显示出各自变量与因变量的作用关系。

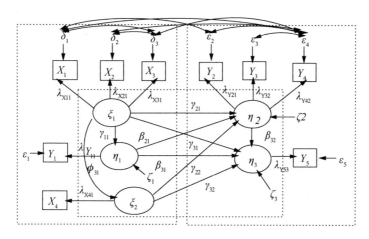

图 7-1　环境补碘综合效应结构方程通径图

注:X_1 为补碘前粮食作物平均亩产量;X_2 为补碘前平均每个劳动力拥有牲畜存栏数;

X_3 为补碘前平均人均收入;X_4 为是否进行环境补碘;

Y_1 为补碘前婴儿平均死亡率;Y_2 为补碘后粮食作物平均亩产量;

Y_3 为补碘后平均每个劳动力拥有牲畜存栏数;

Y_4 为补碘后平均人均收入;Y_5 为补碘后婴儿平均死亡率;

ξ_1 代表补碘前农村经济状况;ξ_2 代表环境补碘措施;

η_1 代表补碘前农村人口健康水平;η_2 代表补碘后农村经济状况;

η_3 代表补碘后农村人口健康水平。

模型中包含 2 个潜在外生变量(ξ_1 和 ξ_2)——自变量,以及 3 个潜在内生变量(η_1、η_2 和 η_3)——因变量。其中,ξ_1 代表环境补碘前农村经济状况;ξ_2 代表补碘干预措施;η_1 代表环境补碘前农村人口健康水平;η_2 代表环境补碘后的农村经济状况;η_3 代表环境补碘后的农村人口健康水平。

根据这一模型,ξ_1 和 η_2 是分别通过 3 个指标(X_1,X_2,X_3

与 Y_2, Y_3, Y_4)来度量的,ξ_2、η_1 和 η_3 分别用一个指标($X_4, Y_1,$ Y_5)来度量。图 7-1 直观地反映了各变量之间的关系。环境补碘前的农村经济状况(ξ_1)直接影响补碘后的农村经济状况(η_2)和人口健康水平(η_3),并经补碘前人口健康状况(η_1)影响补碘后的经济发展(η_2)和人口健康水平(η_3);补碘前的人口健康水平(η_1)同样直接影响补碘后的农村经济发展(η_2)和人口健康水平(η_3);环境补碘措施(ξ_2)直接促进农村经济发展(η_2)和人口健康水平(η_3)的提高;2 个外生潜在变量(ξ_1 和 ξ_2)和一个内生潜在变量(η_1)都通过补碘后的农村经济状况(η_2)间接影响人口的健康水平(η_3)。

因此,在结构方程模型中(见图 7-1),将环境补碘措施作为改善农村社会经济、人口健康水平的原因变量。拟检验的基本理论假定:(1)环境补碘能够改善当地碘环境,促进农村社会经济发展;(2)环境补碘在提高了人口生存环境(土壤、水体、动植物)中碘含量后,一方面直接或间接达到对人体补碘目的,提高人口健康水平,另一方面,农村经济得到发展后,生活水平的提高同样有利于人口健康水平的改善。所以,模型中环境补碘干预措施(ξ_2)与补碘后农村经济状况(η_2)和补碘后人口健康水平(η_3)的通径系数 γ_{22} 和 γ_{32} 是结构方程模型检验的重点,同时检验补碘后农村经济状况对人口健康影响的通径系数 β_{32}。总之,构建模型的基本思路是补碘前农村社会经济直接影响补碘后的社会经济、健康水平,同时在决定补碘前的人口健康水平的条件下,间接影响补碘后农村社会经济发展和健康水平。环境补碘因素直接影响农村经济发展和人口健康水平,并且经农村经济变量间接影响人口健康水平(这种作用可能很小,因为社会经济变量对健康水平的改善在时间上存在滞后,并不能马上显现出来)。

二、模型分析

数据

本模型所用数据来源于新疆和田地区环境补碘的各县和乡镇统计报表。其中分乡镇的数据由各县统计局、畜牧局和计委提供;分村数据来源于各乡镇会计档案。在模型中以乡和村为分析单元,涉及 4 个县市的 37 个乡和 3 个乡的 67 个村,即 104 个样本。其中进行环境补碘的乡村有 73 个。数据的时间跨度为 1990 年至 1999 年。样本分布为和田县 9 个乡镇(补碘 6 个)、和田市 4 个乡(补碘 3 个)、墨玉县 15 个乡(补碘 10 个)、洛浦县 9 个补碘乡镇、和田县巴克其乡 16 个村(补碘 8 个)、和田县朗如乡先后 17 个村(补碘 9 个)、墨玉县扎瓦乡 34 个村(补碘 28 个)。

因各乡镇进行环境补碘的时间不一致,为了模型理解的方便,有必要再次说明。和田县(巴克其乡、土沙拉乡和朗如乡除外)、和田市、墨玉县和洛浦县是在 1997 年 5—8 月份实施的环境补碘。朗如乡在 1992 年和 1993 年春天在 4 个乡进行补碘,1996 年又在新的 5 个乡和原来的 4 个乡进行了补碘。巴克其乡和扎瓦乡分别于 1993 年、1995 年在部分村进行补碘。和田县土沙拉乡于 1994 年在部分村进行补碘,因为此乡资料非常不全,没有包括在模型分析之中。

分析变量

模型(图 7-1)中的结果变量,即潜在内生变量,分别为:补碘前农村人口健康水平 η_1,补碘后的农村经济状况 η_2 和补碘后人口健康水平 η_3。这三个变量都是抽象化的概念,很难直接测度,经常是用许多可以直接观测到的指标来反映或是构建一些综合指数,因此都不可避免地存在测量误差。潜在变量模型在考虑测量误差(如模型中的 ζ_1、ζ_2 和 ζ_3)的条件下可以准确估计量测指标的结构影响(Bollen,1989)。自变量是补碘前的农村经济状况 ξ_1 和补碘措施 ξ_2。

测度人口健康水平的指标非常复杂,有一系列的指标体系,主要是由于对健康概念的理解和服务目的的不同(郑真真,2000:7—12)。人们试图从生理、社会、经济、心理等各个方面对健康进行测量和评价。从指标分类的角度来讲,大致可以分为宏观指标和微观指标。宏观指标主要用于测度人群的健康如发病率、患病率、死亡率和平均预期寿命等;而微观指标主要针对个体,如人流/活产比等。因为在环境补碘的和田地区,健康统计资料不全,医疗卫生条件差,健康指标的提取非常困难,所以用补碘前后的婴儿平均死亡率为标识变量。之所以用平均值是为了排除异常值,使测量指标相对稳定,因为模型的分析单元是乡或村,人口规模相对较小,事件发生数较少。

和田地区属国家级重点少数民族贫困地区,是典型的干旱区农业经济,其主要产值的 97% 来自种植业和畜牧业,其中粮食作物(小麦、玉米和水稻)又占种植业的 90% 以上。因此,选择环境补碘前后平均粮食亩产量,平均每个劳动力拥有牲畜数和平均人均收入为标识变量,基本能够反映潜在变量——农村经济状况。

外生潜在变量——环境补碘措施(ζ_2)的标识变量为是否补碘二分虚拟变量(补碘为 1,不补碘为 0)。因为此变量是可以准确观测到的,所以没有测量误差。补碘前农村经济状况(ζ_1)与补碘后农村经济状况一样,采用补碘前平均粮食亩产量,平均每个劳动力拥有牲畜数和平均人均收入为标识变量,且这三个标识标量存在测量误差。此外生潜在变量一方面是补碘前人口健康状况的物质基础,另一方面对补碘后的人口健康水平和农村经济状况产生影响。

统计方法

我们用 AMOS 3.6 应用软件通过最大似然法估计环境补碘结构方程模型(图 7-1)。虽然估计的参数值不能完全认为是真实的因果关系,但是模型估计应该与实际观测的数据模式相一致(Bollen,1989)。在协方差结构模型中,理想的模型方案(scenario)是数据服从多元正态分布。这往往与实际不符。然而,最大似然估计无需这样强的假定即可满足模型的需要。尤其是当解释变量独立于因变量的随机误差项,且误差项具有均值为 0、协方差矩阵为多元正态分布的时候,解释变量的分布不依赖于模型的参数。最大似然估计具有无偏估计、一致性、渐近正态分布、有效估计和不受测量单位影响的性质（郭志刚主编,1999:348）。模型中所使用的数据能够满足最大似然估计的基本条件。

模型分析结果

1. 单因素分析

表 7-1 列出了模型中 8 个标识变量的均值和标准差。从反映农村经济状况的标识变量来看,粮食作物平均亩产量在环境补碘的前后两个时期里,实验地区比控制地区高,但补碘后的增幅却只有 6.41％,相当于控制地区增幅的 46.79％。人均收入也大致反映了同样的结果,实验地区在补碘后的平均收入增长幅度为 7.29％,只有控制地区增幅的 59％。平均每个劳动力拥有的牲畜存栏数在补碘后实验地区有较大幅度的增长,平均增长为 29.3％,相当于控制地区增幅的 86.56％。

虽然这三个指标在补碘前后的增幅,实验地区都不如控制地区大,但是不能以此否定环境补碘的正面效应。环境补碘措施干预农村社会经济发展,只是影响因素的一个方面,其他诸如农业生产技术的提高、优良品种的推广、生产投入的加大、生产管理水平的提高等等因素都可能促进农村经济的发展。和田地区作为全国特困地区,近几年国家和地区的农业投入都比较大,在原来粮食产量较低的控制区投入可能更大,其增产、增收的潜力可能更大（因起点较低）。因此,控制区的经济增长幅度大于实验区,是可以理解的。环境补碘因素对碘环境的改善、对动植物的碘营养的改善是长期的。前面已经讨论过,它对植物的影响主要体现在营养改善方面,对植物产量的作用不是很显著;而对牲畜的碘营养和存活率都有显著影响。

婴儿平均死亡率实验地区与控制地区相比,在环境补碘以后大幅度下降。实验地区在补碘前高于控制地区,补碘后下降了 30.5%,而控制地区没有下降反而升高。其下降原因是否能完全归结于补碘因素,或是环境补碘措施对婴儿平均死亡率下降的贡献是多少,值得深入研究。但是不能否认环境补碘的显著作用。这一问题已经在前面章节详细论述了。

表 7-1 环境补碘结构方程模型中标识变量的均值和标准差

标识变量	实验地区($N=73$)		控制地区($N=31$)	
	均值	标准差	均值	标准差
X_1(公斤/亩)	682.48	105.62	637.20	171.03
Y_2(公斤/亩)	726.25	131.44	724.48	190.67
X_2(头/劳动力)	6.45	1.61	7.45	5.02
Y_3(头/劳动力)	6.92	1.66	8.37	5.08
X_3(元/人)	555.47	108.42	544.33	134.62
Y_4(元/人)	718.20	133.86	737.53	145.18
Y_1(‰)	42.76	37.66	38.09	19.98
Y_5(‰)	29.72	19.51	41.09	30.94

注:X_1 为补碘前粮食作物平均亩产量;X_2 为补碘前平均每个劳动力拥有牲畜存栏数;

X_3 为补碘前平均人均收入;Y_1 为补碘前婴儿平均死亡率;

Y_2 为补碘后粮食作物平均亩产量;Y_3 为补碘后平均每个劳动力拥有牲畜存栏数;

Y_4 为补碘后平均人均收入;Y_5 为补碘后婴儿平均死亡率。

2. 模型检验

环境补碘作为一项长期干预环境生态的措施,就单因素考虑,其直接作用在前面有关章节已经讨论。但作为一项系统干预工程,环境补碘对农村社会经济和人口健康的直接或间接作用如何,尤其是综合作用方向和作用大小,都不是很清楚。单因素分析更不能从整体、宏观上来检验第二章提出的结构理论模型(见图 2-1)。下面的结构方程模型结果有效地检验了此理论。

环境补碘结构方程模型(图 7-1)结果列在表 7-2 中。虽然模型的卡方检验非常显著($\chi^2 = 32.524$, $df = 14$, $p = 0.003$),但是,并不意味着模型较差。因为卡方值受样本规模的影响非常大(Wheaton,1988),只要在观测的方差协方差与估计的方差协方差之间有一点小小的差别,就很容易仅仅由于样本规模的缘故得到统计显著(郭志刚主编,1999:369)。因此,需要同时参考其他基于联立方程的拟合指标来判断模型的拟合程度(Gerbing 和 Anderson,1993)。在模型中,Bentler(1987)的比较拟合指数(comparative fit index,简称 CFI)为 0.952,Bollen(1988)的修正拟合指数(incremental fit index,简称 IFI,也称 Δ_2)为 0.954,拟合优度指数(goodness-of-fit index,简称 GFI)为 0.942。所有拟合指数都大于 0.9,这意味着模型拟合非常好(Bollen,1989;Gerbing 和 Anderson,1993)。根据环境补碘结构方程模型的实验经验设计,很少有相关文献研究此问题,所以统计分析过程是用双尾检

验(two-tailed statistical tests)。由于结构方程模型属实证性
模型,即使在模型拟合程度很好的情况下,判断一个模型的
好坏还要参考通径系数的方向是否合理(Bollen,1989)。环
境补碘模型的通径系数的作用方向与我们预期的一致,尽管
有些系数统计上不显著,但没有不可解释的方向性问题。

环境补碘结构方程模型中内生潜在变量的确定系数(R-
square)与一般回归方程意义相同,只是在结构方程模型中它
们是同时运算的,并且处理了相应观测变量的测量误差。补
碘前农村人口健康水平的确定系数为 0.001,补碘后的农
村经济状况确定系数为 0.865,补碘后农村人口健康水平
的确定系数为 0.29。确定系数的大小表明内生潜在变量方
差被模型解释的百分比,它直接由变量彼此间影响的强弱
决定。

模型结果与我们的理论预期(表 7-2 和图 7-2)一致。即
环境补碘措施显著地降低了婴儿死亡率,提高了人口健康水
平;环境补碘促进了农村经济状况的改善;农村经济水平提
高后,农村卫生保健服务设施得以改善,婴儿死亡率大大降
低,人口健康水平得以提高。

表 7-2　环境补碘结构方程模型的标准化通径系数

通径注释	通径系数	标准化估计值	判别比 (critical ratio)
补碘前人口健康水平对补碘后农村经济的影响	β_{21}	−0.013	−0.261
补碘前人口健康水平对补碘后人口健康水平的影响	β_{31}	0.315	3.786**
补碘后农村经济对补碘后人口健康水平的影响	β_{32}	−0.034	−0.081
补碘前农村经济对补碘前人口健康水平的影响	γ_{11}	−0.023	−0.232

（续表）

通径注释	通径系数	标准化估计值	判别比（critical ratio）
补碘前农村经济对补碘后农村经济的影响	γ_{21}	0.918	3.817**
补碘前农村经济对补碘后人口健康水平的影响	γ_{31}	−0.331	−0.785
环境补碘对农村经济的影响	γ_{22}	0.058	1.035
环境补碘对人口健康水平的影响	γ_{32}	−0.174	−2.007*

注:(1) 判别比(C. R.)＝通径系数(Estimate)/标准误(S. E)。当|C. R.|＞1.96 时，* $p<0.05$；

当|C. R.|＞2.58 时，** $p<0.01$。

(2) 模型 $\chi^2=32.524$ ($df=14$, $p=0.003$); $\Delta_2=0.954$;CFI=0.952; GFI=0.942。

(3) 内生潜在变量 η_1 、 η_2 和 η_3 的确定系数(R^2)分别为 0.1％、86.5％ 和 29.0％。

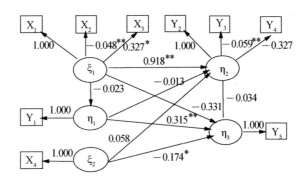

图 7-2　AMOS 对环境补碘结构方程模型的运算通径图

模型中的通径系数进一步反映出环境补碘对农村经济发展和人口健康水平的作用方向和强度。因为环境补碘干预措施的标识标量 X_4 是虚拟变量，参照组为非补碘地区，通径系数 γ_{32} 显示环境补碘干预措施非常显著地降低了婴儿平均死亡率，从而提高人口的健康水平。这是其直接影响，且统计显著($\gamma_{32}=-0.174$,C. R.＝−2.007)。补碘后的农村经济状况对人口健康水平的改善有积极作用，但统计上不显著

($\beta_{32} = -0.034$, C. R. $= -0.081$)。$\gamma_{22} > 0$ 表明环境补碘干预措施对农村经济的发展具有正面的影响,即环境补碘有利于提高农村人均收入,提高粮食作物平均亩产量和提高牲畜存栏数,但是统计上作用不显著。因此,环境补碘措施是通过直接和间接两个方向改善人口健康水平的,对人口健康的总影响强度是 $\gamma_{32} + \gamma_{22} * \beta_{32} = -0.174 - 0.058 * 0.034 = -0.176$,其中,直接影响占总影响的 98.9%。

农村经济经环境补碘干预后得到改善,人们的生活水平进而提高,医疗卫生条件改善,从而降低婴儿平均死亡率($\beta_{32} < 0$)。这一方面反映了农村经济发展直接对人口健康水平的作用,同时也反映了环境补碘对人口健康水平的间接作用,只是相对于环境补碘干预作用的直接影响来讲,强度非常小。说明环境补碘对人口健康水平的提高是非常有效的干预方法,对当地农村经济发展不存在副作用,并有利于它的发展。

人口健康状况与农村经济的关系是我们关心的另一个问题。从通径系数 β_{21} 的方向来看,说明人口健康水平与农村经济发展呈正相关关系,即人口健康水平越高,越有利于农村经济发展。补碘后的人口健康水平受补碘前的健康状况影响很大,农村经济状况也是同样,通径系数都比较大,且统计显著。

补碘前的农村经济状况与补碘前和补碘后的人口健康水平都是正方向的作用关系(γ_{11},γ_{31}),即无论是补碘前还是补碘后,经济条件好都能促进人口健康水平的提高,降低婴儿平均死亡率。虽然作用统计不显著,但作用方向与理论期望相一致,并不与通常的理论或经验相矛盾。

第二节　结论和讨论

从以上模型运行结果看,虽然有些通径系数统计不显著(γ_{11},γ_{22},β_{21},β_{32}),这是我们预料之中的。但是从通径系数的作用方向,以及各潜在变量之间的作用关系的角度看,模型总体上讲非常好的支持了我们的理论假设,并对数据拟合很好。也就是说,$\gamma_{22} > 0$ 意味着环境补碘措施提高了土壤碘含量后,有效地改善了农作物、牲畜的碘营养环境。因碘营养环境的改善,牲畜出生死亡率降低,牲畜繁殖率提高,农作物生长碘营养得到补充,促进了农村经济发展。$\beta_{32} < 0$ 意味着农村经济得到发展后,医疗卫生条件得到改善,婴儿死亡率得到控制,从而改善人口健康状况。

环境补碘因素作为消除碘缺乏病的一种补碘措施,是非常有效的。在第五章的分析中已经得出结论,环境补碘经食物链作用,有效地提高了儿童和育龄妇女的尿碘含量,对儿童身高、体重和大脑发育产生积极的影响,并且大大降低了婴儿、新生儿死亡率。结构方程模型也很好地验证了此结论。环境补碘后的人口健康状况来自于环境补碘措施直接(γ_{32})和间接($\beta_{32}\gamma_{22}$)两方面的作用。环境补碘后人口健康状况的改善(η_3)98％以上归功于环境补碘的直接影响(γ_{32});环境补碘措施经农村经济状况对人口健康水平提高的间接作用($\beta_{32}\gamma_{22}$)不到 2％。

尽管环境补碘对农村经济发展作用不显著(γ_{22}),但是,并不能因此就否认其积极的作用。就其作用方向来讲,环境补碘对农村经济发展是正向的,这也说明此种补碘方法有利于改善农村经济发展的条件。影响农村经济发展的因素非常多,诸如资金的投入、劳动力的投入、生产技术革新等等的影响强度都要比环境补碘大得多,且见效快。但是,环境补碘对农村经济的发展可以看做是一项潜在的、长期有效的、改善生态营养状况的干预方法,可以作为当地环境建设的一项战略措施。

结构方程模型中人口健康潜在变量方差的解释度不高,方差的大部分被潜在变量的误差项所解释。说明影响此变量的因素很多,模型中没有考虑到。例如,模型中指示人口健康水平的指标只有婴儿平均死亡率,而其他像发病率、患病率及医疗保健等因素都因无数据而没有考虑在内。模型中之所以标识变量较少是因为在所研究地区健康统计资料非常匮乏,且可靠资料非常有限。这是模型中潜在内生变量——人口健康水平方差解释性不高的主要原因。今后的工作主要是进一步完善模型,并且增加有效变量,尤其是增加有关婴幼儿智力发育等方面的指标,因为在碘缺乏地区,婴幼儿大脑发育与补碘直接相关。

第八章　内蒙古再试验

从新疆和田地区环境补碘的经验可以看到,经一次灌溉水补碘后,土壤中可溶性碘含量显著提高,并持续多年。根据测算,补碘后的年份中土壤中的碘含量远远大于补给量。这种现象与土壤母质中总碘含量(含不可溶性碘)有何关系,多余的碘从何而来,始终是一个谜。因在新疆的实验设计初期没有考虑到需回答此机制问题,因此自 2002 年开始,项目组在内蒙古又开展了类似的项目,希望解答以上问题。除了可溶性碘以外,我们还测量了土壤总碘,用以更好地观察补充碘酸盐在土壤中的作用机制,进而与新疆的数据进行比较,从而验证这种方法的可复制性。土壤中补碘的存留时间是一个关键标识因子,因为在这个时间段里补充的碘才可能为人类和动物吸收,标志着该方法的可行性,并在此基础上进行其经济效益的分析。本章描述了在内蒙古 4 年的环境补碘实验观察。这些结果是对农业灌溉水补碘方法的功效和环境成本的更加准确和详细的评估(Ren 等,2008)。

在需要环境补碘的地区,之前尝试其他形式给孕妇补碘经常失效。例如在新疆南部的朗如乡,在实施环境补碘前,除了那些采用标准方法补碘(如服用碘油丸)的妇女外,86%

育龄妇女的尿碘都处于无法检测到的低水平。因此,我们认为实施环境补碘是一种最佳方法。

2002 年在内蒙古纳林希里和霍洛苏木两个乡进行了重复灌溉水补碘。两地位于内蒙古南部鄂尔多斯辖区的伊金霍洛旗。这里的土质和农业环境与新疆和田地区非常相似。补碘前两个乡土壤中的可溶碘分别为 10.6(±7.6SD)和 9.5(±11.2SD)。此次总共对 1600 亩耕地进行了补碘,其中霍洛苏木 700 亩,纳林希里 900 亩,直接影响 1400 人,另外还有 2400 人居住在补碘区域附近,通过食用产自这些土地的食物和蔬菜受到了间接影响。

第一节 材料和方法

滴注使用浓度为 5% 的工业级碘酸钾水溶液,装在一个 200 升的罐中,罐子底部带有一个小水龙头,管径 5 毫米,可用开关调节滴注速度。罐子放置在灌溉水渠上方。利用灌溉水的流速来计算滴注速度,水流速度为 0.5—1.5 立方米/秒,单次放水灌溉时间一般 2—7 天,则预期灌溉水中碘酸盐浓度一般为 40—80 μg/L。滴注一般在春季末期进行,此时灌溉水流比较适中,农作物接近成熟,尤其是冬小麦。

内蒙古样本和新疆一样平行采取。除了育龄妇女保持不变,儿童样本拓宽到 0—12 岁,特别增加了孕妇、哺乳期妇女以及成年男性,每个时间点收集 10—50 个样本。初始每个地区采集 100—150 个土壤样本,之后稳定在 20 个。初始颗粒庄稼样本数量在每个区域 10—35 个,之后只要 5—10 个就足够。

　　土壤、庄稼颗粒、蔬菜以及其他样本均在冷水中浸泡 10 天,通过测量溶液中碘含量来确定其中所含可溶性碘。利用 Barker 法(Fisher 和 Carr,1974)来测量碘。为了测量土壤总碘,需要对土壤进行处理。首先,将 0.5—1 克的土壤与 0.5 毫升 30% KClO$_3$ 和 10% ZnSO$_4$ 混合。然后,在 1000 度下加热约 20 小时,再在 2000 度下加热 1 小时。最后升高温度到 5000—5500 度,持续半小时,直至颜色完全均匀一致。溶解的灰烬再用 As^{3+}—Ce^{4+} 接触式分光光谱仪进行测量。

　　在内蒙古,2002 年实验区总共进行了 25 公斤碘酸钾的滴灌,其中 14 公斤滴灌于霍洛苏木的 700 亩耕地,11 公斤滴灌于纳林希里的 900 亩耕地。另外,除了总碘外,内蒙古样本还进行了土壤可溶性碘的测量。

第二节　结　果

　　最重要的结果主要有两个方面,一个是在完成灌溉水补碘后土壤/庄稼/动物/人环境系统中获得碘的时间长度,另一个是滴灌碘酸钾在土壤中的存在时间。这些信息决定了这种环境补碘方法的效用和效率(成本/效益)。

一、土壤

内蒙古南部鄂尔多斯辖区的伊金霍洛旗土壤情况以及碘缺乏与新疆和田地区类似,我们跟踪监测了 4 年(见图 8-1)。灌溉水补碘后,土壤中的可溶性碘浓度迅速上升,其后保持在较高的水平,4 年后可溶性碘浓度依然为补碘前的 3—4倍。同样,土壤中的总碘也迅速上升,并在 4 年后依然比基线高出 2—3 倍。

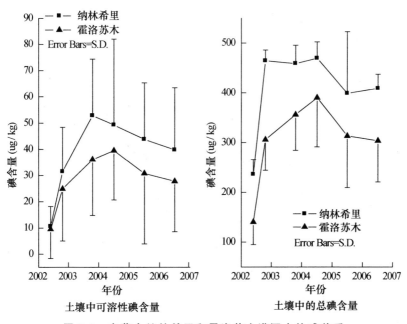

图 8-1　内蒙古纳林希里和霍洛苏木灌溉水补碘前后
土壤中碘含量的比较

二、动植物的碘吸收

图 8-2 和 8-3 分别给出了灌溉水补碘后动植物对碘的吸

收情况。所有的动植物的碘浓度均在补碘两年后出现一个峰
值，然后缓慢下降。然而，补碘 4 年后它们的碘浓度依然比补
碘前的数值高出 2—4 倍。同样，绵羊和鸡甲状腺碘浓度也在
补碘后迅速上升，并在补碘 4 年后保持较高水平。需要强调
的是这些动物甲状腺、谷物和蔬菜以及动物产出的肉蛋奶中
碘浓度数值的增加只是来源于土壤中碘浓度的升高，而其他
直接给人补碘（IDD）方法不可能对动植物碘水平有任何
影响。

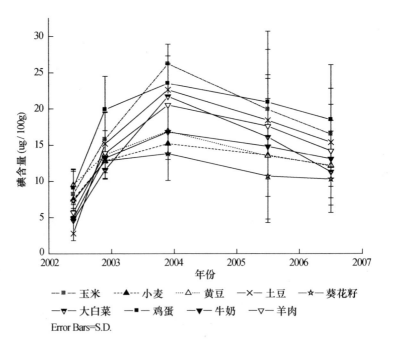

图 8-2　内蒙古伊金霍洛旗灌溉水补碘前后
各类动、植物碘含量的比较

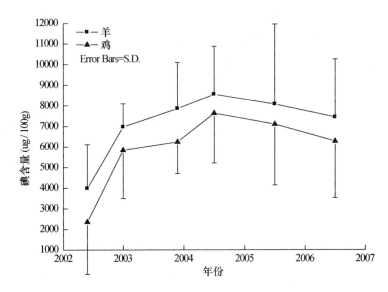

图 8-3　内蒙古伊金霍洛旗灌溉水补碘前后鸡和
羊甲状腺碘含量的比较

　　因此,这些曲线给出了一个准确的碘保持时间长度。现在的数据清晰说明补碘有效时间可持续至少4年。那么,到底补充的碘可以在土壤中保持多久呢?了解这个时间长度显然很重要,新疆的实验证明可以持续6年左右。碘酸盐在土壤中存在的时间越长,这种补碘方法的成效越大。从图 8-2和图 8-3 中可以看到,内蒙古地区环境补碘的变化模式与新疆的类似。

三、人体尿碘

　　灌溉水补碘两年后,儿童和成年人的尿碘中值达到了一个峰值,约 250—300 $\mu g/L$,然后开始下降。然而,4 年后尿碘

浓度依然比灌溉水补碘前的高。从图 8-4 可以看到,除了处
于哺乳期的母亲以外,灌溉水补碘前其他人群的碘水平是达
标的。一般这种达标的碘水平来自发放的碘油丸。这种 IDD
的补碘方式在灌溉水补碘开始后被终止,因此 2002 年之后的
碘水平才可能反映出灌溉水补碘的效果。

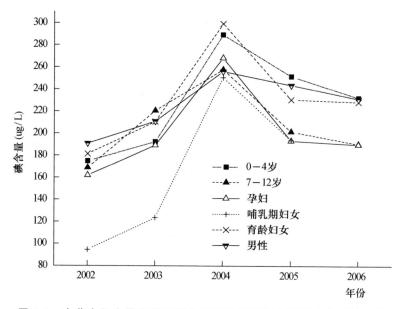

图 8-4　内蒙古伊金霍洛旗灌溉水补碘前后不同人群尿碘含量的比较

第三节　讨　　论

在上述的每个区域,迄今为止都没有采用加碘盐。在和
田,这主要是由于当地居民习惯使用便宜的土盐,其中含碘
量非常低。在内蒙古,则是由于成本和没有供应加碘盐。这

几个地方并不是与世隔绝的地区，有许多其他相邻地区也有类似的情况，整个中亚类似区域受到碘缺乏影响的有数百万人群。在这些区域提供足够的碘将极大地改善碘缺乏导致的一系列不良后果。

本书所述的补碘方法特别适于解决这些边远农村地区的特殊问题。环境补碘有很大的优势，它无须与个体接触，却能覆盖整个农业灌溉区域的农产品。它只需要从一个中心源实施一段时间，5—6 年间隔重复一次，并且无须医疗专家介入。它给动物和人都补碘，因此具有一定的经济效益。至于成本，这种方法成本非常低，因为补充的碘可以在环境中保持 6 年，且动物补碘产生的效益也相当可观。另外，补碘过度的风险实际上是不存在的，因为补充的碘是经过土壤和动植物之后间接为人类所吸收的，因此是通过碘吸收后逐渐增加的。在和田，灌溉水补碘后的几年里项目组也监测了是否有补碘过量的问题。通过检索滴注补碘后四年里的医院记录，没有发现与碘过度相关病例如甲状腺功能亢进或者心脏衰竭病例的增加。而且，灌溉水补碘后我们并未发现尿碘超过标准值，倒是在碘缓释剂烹饪用水中添加碘酸钾有时出现碘超标现象。灌溉水补碘的方法通过土壤、植物吸收，使得碘通过一个自然的介质缓慢地进入人体，这减缓了补碘出现超标峰值。土壤补碘的有效性可以通过人和动物碘水平增加和它的安全性以及成本效力来决定。本项目在内蒙古进行了复制，为这些问题获取了补充数据。结果显示环境补碘 4 年后土壤和人体尿碘水平得到了良好保持,不过监测如果能再持续几年,就可以确定何时土壤和人体尿碘水平降低至缺乏水平,从而确定是否需要再次进行灌溉水补碘。不过,从内蒙古补碘后各项指标的变化模式和趋势与新疆和田地区如此相似可以推断,补碘一次,有效期至少也可以持续5—6年。

土壤中碘的反应是环境补碘方法最需要考虑的关键点。内蒙古项目的结果不仅证明了之前在和田的观察,而且新增了一些新数据,尤其是土壤总碘。在内蒙古的试验点,土壤以及动植物碘含量近4年都保持了稳定水平,也许在第4年略有下降。不过,通过监测庄稼、动物和人的碘含量至少说明一次灌溉水补碘的效益可保持稳定近4年。这些数据说明补充的碘可以在土壤中保持更多年份,这一点将通过继续监测来确定。

总碘的数据格外引人注意。让人惊讶的是,补充到土壤中的碘酸钾水溶液大部分应该是以不可溶形式在土壤中被保存下来。补碘前,在纳林希里,可溶土壤碘占土壤总碘的5%,在霍洛苏木占7%。补碘后,这一比例分别提高到了11%和10%。因此,土壤中的可溶碘在补碘后3年里增加了4—5倍(在纳林希里,从11 $\mu g/Kg$ 增加到50 $\mu g/Kg$;在霍洛苏木,则从10 $\mu g/Kg$ 增加到了40 $\mu g/Kg$),然而土壤总碘增加了2倍(在纳林希里,从240 $\mu g/Kg$ 增加到480 $\mu g/Kg$;在霍洛苏木,则从145 $\mu g/Kg$ 增加到了350 $\mu g/Kg$)。最简单的解释是,由于补充的碘超过了土壤中碘容量。因为土壤中的碘是与其他元素螯合形成碘化物或者碘酸盐(一般是在铁和铝的氧化物里)而存在的,因此是不可溶的。而有理由认为只有可溶性的碘离子才能被植物所吸收。由此,通过灌溉水补充到土壤中的碘可能有利于增加土壤中可溶性的碘含量。这一结果目前只是被内蒙古的总碘数据所证实,但和田的数据依然存疑。

碘缺乏在那些难以供应加碘盐的边远农村地区最为严重。这些严重碘缺乏的孤立小块区域往往容易被国家层面的整体数据所掩盖。本书所描述的补碘方法对这样的区域克服碘缺乏病是有帮助的。

第九章 结 语

第一节 环境补碘效果总结

　　碘缺乏是一项世界性的问题。自 1990 年 9 月联合国召开世界儿童问题首脑会议通过《儿童生存、保护和发展世界宣言》以来，为了在 2000 年以前在世界范围内消除碘缺乏病，各国都相应地制定了适宜于本国国情的战略措施。我国于 1993 年制定了《中国 2000 年消除碘缺乏病规划纲要》，1994 年发布了《食盐加碘消除碘缺乏危害管理条例》，1996年颁布《碘缺乏病消除标准》。政府和研究机构等在碘缺乏控制方面都做了大量工作。为了有效控制碘缺乏，有关机构结合各地的自然环境和经济条件尝试了各种各样的补碘方法，其中加碘盐和碘油丸应用最广泛，不仅针对人，而且应用于牲畜，当然人又间接得益于牲畜补碘。目前为止，只有加碘盐在大部分地区较为成功，被各国政府和国际组织所提倡。而环境补碘是在因其他诸如加碘盐、碘油丸等方法实施有困难的情况下大胆设计，并在严密监控条件下实施，所以，在世界上也是首次，其经验值得深入研究、总结。

　　本书应用方差分析、逻辑斯蒂回归和结构方程模型等统计方法,从土壤、动植物的碘含量变化,儿童和育龄妇女的尿碘监测数据,婴儿死亡数据,农业经济发展等方面指标探讨分析了环境补碘对环境生态、人口健康和农村经济发展等方面的影响。基于前面各章节分析,主要结论归纳如下:

(1)环境补碘成功的关键是碘在土壤中存在的时间长度。就目前的观察结果,一次补碘土壤碘含量大约可以稳定至少 6 年,虽然农作物碘含量显示补碘 3 年后开始下降,但是土壤碘含量 5—6 年后仍然保持较补碘前较高的水平。一次补碘后的真正有效期到底有多长,还需要继续监测,但是 6 年的有效期已经是非常令人满意的了,是其他方法所不具备的。

(2)环境补碘后农作物碘含量马上上升,2 年后达到峰值,5 年后仍然保持在较补碘前高 2—3 倍的水平,进一步说明土壤碘含量的有效期。牲畜甲状腺碘含量提高幅度巨大,而且随牲畜的年龄持续增加。补碘前羊和鸡的甲状腺碘含量基本在 2000—3000 mg/100 gm,补碘 2 年后提高了 3 倍,然后开始下降。

(3)环境补碘对人体碘缺乏和婴幼儿成长发育影响显著。儿童尿碘中位值由补碘前的 14 μg/L 提高到 5—6 年后的 100 μg/L 左右;育龄妇女尿碘中位值由补碘前的 <10 μg/L 提高到 55 μg/L。儿童身高、体重和脑周长因环境补碘都得到大大改善。补碘 5 年后,同一地区 5 岁儿童身高比补碘前增加了 11 厘米。

(4)环境补碘对农村经济具有促进作用,尤其是畜牧业生产。在最早补碘的朗如乡,实验村和控制村相比,羊羔存活率在补碘后的 3 年里平均提高 35％;巴克其乡补碘 2 年后,提高了 17％。同期,朗如乡实验村与控制村相比,牲畜存栏数平均每年增长 6.9％,羊存栏数增长 10.3％;巴克其乡分别是 3.1％和 9.5％。环境补碘对农作物产量影响不显著,但改善了农作物的碘营养状况,间接地起到对人体和牲畜补碘的作用。

(5) 环境补碘显著地降低了新生儿和婴儿死亡率,改善了人口健康状况,间接地促进了出生率的下降。经逻辑斯蒂回归分析,在控制其他相关变量前提下,因环境补碘的作用,婴儿死亡率下降了 59％,新生儿死亡率下降了 68％。

第二节　政策性思考

(1) 与众多补碘方法相比,环境补碘方法有其独特的特点:它是通过灌溉系统,经土壤、水体直接改善自然碘环境,人、牲畜和农作物直接从环境中得到碘的补充,同时牲畜和农作物碘含量提高后又对人体补碘。因为这种补碘方法是经食物链传递的,所以对人体补碘是一个逐渐积累的过程,不存在过量和不均衡的问题。在灌溉系统较为完善的地区,环境补碘可以覆盖整个人群,尤其是那些边远、贫穷的地区,当地居民补碘的愿望可能更大,但是仅仅因为贫穷而买不起加碘盐,缺乏补碘知识,负担不起碘油丸或注射碘油等费用。

环境补碘不仅达到对整个人群补碘的目的,而且改善了他们的经济条件。其效果如何,可以从《1999 年新疆碘缺乏病病情监测报告》得到启示。按照国家统一的人口比例概率抽样方法(PPS),1997 年扩大环境补碘后的墨玉县、和田县和叶城县Ⅰ、Ⅱ度甲状腺肿大率分别为 17.5%、9.8% 和 14.6%,而处于同样地理环境条件下的邻近县如麦盖提县、蔬附县则高达 47.5% 和 35.5%,如果从 B 超检查甲状腺肿大率则差异更大,前三县分别仅为 5%,9.8% 和 17.1%,而后两个县则分别为 27.5% 和 62.5%。因此,环境补碘可以作为碘缺乏公共卫生干预措施之一,应纳入政府卫生部门的决策体系。

(2)从环境补碘的其他效应来看,它不仅有效地达到了对人群补碘的效果,而且改变了人类赖以生存环境的碘营养状况,其影响关系到动植物和社会经济的可持续发展。过去我们在阐述可持续发展战略的时候,只是从不损害后代人的利益和开发条件出发。环境补碘项目拓宽了我们的思路和认识,不仅可以改善、满足当代人的生存需要,而且为后代人的生存环境创造有利条件,因为环境补碘的效益是长期的,通过一次或几次补碘,能够使土壤中碘的运行机制或碘的富集形式发生转变(这有待进一步研究)。因此,环境补碘可以作为国家反贫困、控制地方病、提高人口素质的发展战略中一项主要措施,尤其在碘缺乏的贫困、边远地区更应大力推广。

(3)环境补碘是一项可以推广,并产生明显效应的方法。

从我国碘缺乏病的分布来看基本上都是边远、落后的山区或北方干旱区,目前国家公布的病情数据也表明其他补碘措施效果的局限性,尤其是加碘盐在各方面都存在问题。环境补碘方法简单,成本低,效果持续期长,覆盖人群广,经济社会效益显著,经 8 年的连续监测,还没有发现对人体、动植物的副作用。所以,作为碘缺乏控制的一项措施和改善社会经济发展条件的措施,可以在西藏、甘肃、华北平原等地推广实施。

(4)研究证实,一次环境补碘的效果至少保持 5—6 年的时间,因此,我们建议当地政府利用有限的财力,动员各方面的力量,每隔 5—6 年实施一次。因此方法的简单,低成本,有效期长和覆盖人群广等特点,决定了它的推广应用的可能性。

(5)环境补碘的环境、社会经济效应带给我们一些启示。在自然环境条件比较恶劣的地方,如果已经清楚地了解到环境中营养元素的缺乏,在控制手段比较成熟的条件下,可以实施与环境补碘同样的方法来改善环境。因为科学已经证明许多常量元素和微量元素对人体和动植物的生长、发育是极其重要的,不可缺少的。在这些地方,一些流行疾病与社会经济发展的主要障碍来自于自然环境缺乏某种化学元素,因此,环境补碘或类似的补其他元素的方法可以作为某些地区社会经济可持续发展的一项战略措施。

第三节　成果和创新

本项研究可以归纳为五个方面的工作。第一,系统提出了环境补碘的思路和理论框架,规范了环境补碘模式。第二,从环境补碘的碘环境效应回答了碘含量在土壤、动植物中改善的幅度,以及存在的时间长度等问题。第三,从儿童、育龄妇女尿碘,儿童生长发育,以及婴儿、新生儿死亡等方面出发,全面评估了环境补碘对人体健康的影响。第四,研究了环境补碘对农村社会经济发展的影响,并做了初步的成本收益概算,肯定了环境补碘对农村经济发展的积极作用。第五,利用结构方程模型进一步从定量综合分析的角度验证了我们的环境补碘理论模型,检验了我们提出的理论假设。通过以上工作取得以下成果与创新:

(1)本项研究通过全面评估环境补碘的人口健康和社会经济效益,第一次提出了比较完整的环境补碘思路和理论模式,以为今后在其他地方实施同样的补碘方法提供借鉴。本项研究全面评估考察了环境补碘的人口健康和社会经济效益,丰富了公共卫生政策的内容,为新的补碘方法和补碘思路开辟了新途径。提出了在碘缺乏的贫困、边远地区脱贫致富,促进社会经济与人口健康整体发展的新思路。

(2)从土壤、牲畜和农作物碘含量变化的分析结果肯定了环境补碘方法的补碘效果。

（3）通过儿童和育龄妇女尿碘含量，儿童生长发育和婴儿死亡的分析，验证了环境补碘能够改善人口健康水平的理论假设，并进一步揭示了环境补碘对人口健康水平影响的广泛性和长期性。

（4）揭示了环境补碘与生态环境、人口健康水平和社会经济发展之间的关系。

（5）应用社会统计分析方法，从不同侧面、不同角度评估了环境补碘各方面的效益，验证了环境补碘的理论模型和假设。在方法论的运用等方面做了有益的探索，开拓了研究视野。

第四节　本项研究的不足和今后努力的方向

虽然本项研究取得了一些有创新意义的研究成果，但因种种原因存在一些方面的不足，有待今后进一步完善。不足之处主要表现在以下几个方面：

（1）因本研究中面临的数据困难，建议在今后的环境补碘项目中，从一开始就规范项目设计，确定评估指标体系，注意完整地收集数据资料，为以后的项目实施效果评估打下基础。

（2）结构方程模型需要进一步完善和充实，以保证能够全面评估和验证环境补碘干预方法的效果。如增加环境变量，健康指标和社会发展指标等。

（3）微量元素在土壤中的机理以及与除水稻以外的其他农作物的关系有待进一步研究。因为一次环境补碘的效果持续期尚没有完全确定，因此今后仍然需要在这方面予以关注。

（4）虽然在我们的研究过程中没有发现环境补碘的负面效应，但据文献研究，如果环境中碘含量超过一定标准，将对动植物和人产生负面作用。因此，环境补碘应掌握的量的标准值得进一步研究。

（5）环境补碘是否有降低出生率的作用，是今后值得深入研究的课题。

参 考 文 献

Aldrich, J. H. and F. D. Nelson. 1984. *Linear Probability, Logit, and Probit Models*. Thousand Oaks, CA: Sage.

Allcroft, R. , J. Scarnell, and S. L. Hignett. 1954. "A preliminary report on hypothyroidism in cattle and its possible relationship with reproductive disorders," *Veterinary Record* 66:367.

Allen, L. H. 1994. "Nutritional influences on linear growth: a general review," *European Journal of Clinical Nutrition* 48(Suppl. 1): S75—S89.

Anderson, J. C. and D. W. Gerbing. 1984. "The effect of sampling error on covergence, improper solutions, and goodness-of-fit indices for maximum likelihood confirmatory factor analysis," *Psychometrika* 49: 155—173.

Andrews, E. D. and D. P. Sinclai. 1962. "Goitre and neonatal mortality in lambs," *Proceedings of the New Zealand Society for Animal Production* 22:123—132.

Arbuckle, J. L. 1995. *AMOS User's Guide*. Chicago: Smallwaters.

Arbuckle, J. L. 1997. *AMOS User's Guide: Version 3. 6*. Chicago: Smallwaters.

ARCGB. 1966. *Nutrient Requirements of Farm Livestock* 2: 104. Agricultureal Research Council of Great Britain, H. M. Stationery Office, London.

Ashraf, H. et al. 1996. "Evaluation of an algorithm for the treatment of persistent diarrhoea: a multicenter study," International Working Group on Persistent Diarrhoea. *Bullitin of the World Health Organization* 74: 479—489.

Aubert, H. and M. Pinta. 1977. *Trace Elements in Soils*. Published for office dela Recherche scientifique Qutre—Mer(ORSTOM) by Elsevier Scientific Publishing Company, pp. 244—247.

Banister, J. 1987. *China's Changing Population*. Stanford University Press, Stanford, California, USA, pp. 66.

Bentler, P. M. and C. P. Chou. 1987. "Practical issues in structural equation modeling," *Sociological Methods & Research* 16: 78—117.

Bentler, P. M. and E. J. C. Wu. 1995. *EQS for Windows: User's Guide*. Encino, CA: Multivariate Software Inc.

Bentler, P. M. and E. J. C. Wu. 1993. *EQS/Windows: User's Guide*. Los Angeles: BMDP Statistical Software.

Bollen, K. A. 1989. *Structural Equation with Latent Variables*. New York: Wiley.

Bollen, K. A. 1988. *A New Incremental Fit Index for General Structural Equation Models*. A paper presented at 1998 Southern Sociological Society Meetings. Nashvill, Tennessee.

Bollen, K. A. and J. S. Long. 1993. *Testing Structural Equation Models*. New Bury Park: Sage.

Boomsma, A. 1983. *On the Robustness of LISREL (maximum likelihood estimation) against Small Sample Size and Nonnnormality*. Unpublished doctoral dissertation. University of Groningen, The Netherlands.

Brown, K. H. 1994. "Dietary management of acute diarrheal disease: contemporary scientific issues," *Journal of Nutrition* 124(Suppl. 8): 1455S—1460S.

Brown, K. H. and M. E. Bentley. 1988. *Improved Nutritional Therapy of Diarrhea: A Guide for Program Planners and Decision Makers*. Washington, DC, PRITECH.

Brown, K. H. , J. M. Peerson, and O. Fontaine. 1994. "Use of nonhuman milks in the dietary management of young children with acute diarrhea: a meta-analysis of clinical trials," *Pediatrics* 93: 17—27.

Browne, M. W. , G. Mels, and M. Coward. 1994. *Path Analysis: RAMONA: SYSTAT for DOS: Advanced Applications (Version 6)*. Evanston, IL: SYSTAT.

Cao, X. Y. et al. 1994a "Timing of vulnerability of the brain to iodine deficiency in endemic cretinism," *The New England Journal of Medicine* 331:1739—1744.

Cao, X. Y. et al. 1994b. "Iodination of irrigation water as a method of supplying iodine to a severely iodine-deficient population in Xinjiang, China," *Lancet* 344:107—110.

Chandra, R. K. 1991. "Nutrition and immunity: lessons for the past and new insights into the future," *American Journal of Clinical Nutrition* 53:1087—1101.

Chaouki, M. L. and M. Benmiloud. 1994. "Prevention of iodine deficiency disorders by oral administration of Lipiodol during pregnancy," *European Journal of Endocrine* 130:547—551.

CIEB. 1956. *Chelean Iodine Educational Bureau: Geochemistry of Iodine*. London.

Clark, R. G. , N. D. Sargison, D. M. West, and R. P. Littlejohn. 1998. "Recent information on iodine deficiency in New Zealand sheep flocks," *New Zealand Veterinary Journal* 46(6): 216—222.

Cliff, N. 1983. "Some cautions concerning the application of causal modeling methods," *Multivariate Behavioral Research* 18: 115—116.

Cobra, C., Muhilal, K. Rusmil, D. Rustama, Djatnika, S. S. Suwardi, D. Muherdiyantinigsih, and S. Martuti. 1997. "Infant survival is improved by oral iodine supplementation," *Journal of Nutrition* 127(4): 574—578.

Convey, E. M., L. T. Chapin, J. W. Thomas, K. Leung, and E. W. Swanson. 1978. "Serum thyrotropin, thyroxine and tri-iodo-thyronine in dairy cows fed varying amounts of iodine," *Journal of Dairy Science* 61:771.

Creek, R. D., H. E. Parker, S. M. Hauge, E. N. Andrews, and C. W. Carrick. 1954. "The iodine requirements of young chickens," *Poultry Science* 33:1052.

Darkanbajiev, T. B. and N. Y. Nirentine. 1965. "The effect of iodine applications on the vigor of plants" *Report of the Conference on Trace Elements*, pp. 3—131. Izd. Univ. Peterozavodsk (in Russian).

Dibley, M. J., J. B. Doldsby, N. W. Staehling, and F. L. Trowbridge. 1987a. "Development of normalized curves for the international growth reference: historical and technical considerations," *American Journal of Clinical Nutrition* 46: 736—48.

Dibley, M. J., N. W. Staehling, P. Nieburg, and F. L. Trowbridge. 1987b. "Interpretation of z-score anthropometric indicators derived from the international growth reference," *American Journal of Clinic Nutrition* 46: 749—62.

Delange, F. M. 1993. "Requirements of iodine in humans," in Delange, F. M., J. T. Dunn, and D. Glinoer (ed.) *Iodine Deficien-*

cy in Europe. A Continuing Concern. New York: Plenum, pp. 5—13.

Delange, F. M. and A-M. Ermans. 1996. "Iodine deficiency," in Braverman, L. E. and R. D. Utiger (ed.). *Werner and Ingbar's The Thyroid: A Fundamental and Clinical Text.* Lippincott-Raven, Philadelphia, pp. 296—316.

DeLong, G. R. 1993. "Effects of nutrition on brain development in humans," *American Journal of Clinical Nutrition* 53(Suppl.): 286S—290S.

DeLong, G. R. 2000. "Global importance of iodine deficiency in humans: Practical agricultural approaches to reduce iodine deficiency," in *Iodine and Agriculture: UNESCO Handbook of Agriculture 2000*, pp. 1—13.

DeLong, G. R. et al. 1997. "Effect on infant mortality of iodination of irrigation water in a severely iodine-deficient area of China," *Lancet* 350: 771—773.

DeLong, G. R., Ren Qiang, Cao Xue-yi, Wang Shao-hua, Jiang Xin-min, Jiang Ji-yong, Murdon Al-Rakeman, and Karen O'Donnell. 2001. "Infant mortality and growth stunting in children in Xinjiang, China: The predominant role of iodine deficiency," Draft.

DeMaris, A. 1991. "A framework for the interpretation of first-order interaction in logit modeling," *Psychological Bulletin* 110: 557—570.

Dillon, J. C. and J. Milliez. 2000. "Reproductive failure in women living in iodine deficient areas of West Africa," *British Journal of Obstetrics and Gynaeclogy* 107(5): 631—636.

Duncan, O. D. 1966. "Path analysis: Sociological examples," *American Journal of Sociology* 72:1—16.

Dunn, J. T. 1987. "Alternatives of salt and oil for iodine supplementation," in Hetzel, B. S. , J. T. Dunn and J. B. Standbury (ed.). *The Prevention and Control of Iodine Deficiency Disorders*. Elsevier, Amsterdam, pp. 135—138.

Dunn, J. T. , E. A. Pretell, G. H. Daza, and F. E. Viteri (ed.). 1986. *Towards the Eradication of Endemic Goiter, Cretinism, and Iodine Deficiency*. Pan American Health Organization, Washington, DC.

Dunn, J. T. and F. van der Haar. 1990. *A Practical Guide to the Correction of Iodine Deficiency*. International Council for Control of Iodine Deficiency Disorders, The Netherlands.

Dunn, J. T. 1987. "Iodized oil in the treatment and prophylaxis of IDD," in Hetzel, B. S. , J. T. Dunn and J. B. Stanbury (ed.). *The Prevention and Control of Iodine Deficiency Disorders*. Elsevier, Amsterdam, pp. 127—134.

Dunn, J. T. 1987. "Alternatives of salt and oil for iodine supplementation," in Hetzel, B. S. J. T. Dunn and J. B. Stanbury (ed.). *The Prevention and Control of Iodine Deficiency Disorders*. Elsevier, Amsterdam, pp. 135—138.

Dunn, J. T. 1993. "Monitoring of programs of iodine prophylaxis in industrialized countries," in Delange, F. , J. T. Dunn and D. Glinoer (ed.). *Iodine Deficiency in Europe: A Continuing Concern*. New York: Plenum, pp. 285—289.

Dunn, J. T. 1996. "Seven deadly sins in confronting endemic iodine deficiency, and how to avoid them," *Journal Clinical Endocrinology Metabolism* 81: 1332—1335.

Easterlin, R. A. 1975. "An economic framework for fertility analysis," *Studies in Family Planning* 6: 54—63.

Elnagar, B. 1996. *Iodine Supplementation in a Goiter Endemic Area*. Uppsala University.

Eltom, M. , B. Elnagar, A. Sulieman, F. A. Karlsson, HV. Van Thi, P. Bourdoux, and M. Gebre-Medhin. 1995. "The use of i-odized sugar as a vehicle for iodine fortification in endemic iodine deficiency," *International Journal of Food Sciences and Nutrition* 46: 281—289.

Elmer, A. W. 1938. *Iodine Metabolism and Thyroid Function*. London and New York: Oxford University Press.

ESPGAN Working Group on Acute Diarrhoea. 1997. "Recommendations for feeding in childhood gastroenteritis," *Journal of Pediatric Gastroenterology and Nutrition* 24:619—620.

Evvard, J. M. 1928. "Iodine deficiency symptoms and their significance in animal nutrition and pathology," *Endocrinology (Baltimore)* 12: 529.

Falconer, I. R. 1965. "Biochemical defect causing congenital goiter in sheep," *Nature* 205: 978.

Fisch, A. , M. E. Pichard, T. Prazuck, R. Sebbage, G. Torres, G. Gernez, and M. Gentilini. 1993. "A new approach to a silicone elastomer," *American Journal of Public Health* 83:540—545.

Fisher, KD. , and Carr, CJ. 1974. "Iodine in foods: chemical methodology, and sources of iodine in the human diet," Bethesda, Maryland. Life Sciences Research Office, Federation of American Societies for Experimental Biology (National Technical Information Service, Springfield, Virginia), PB—233 599.

Food & Nutrition Board. 1989. *Recommended Dietary Allowances* (10th ed.). Washington DC.

Gerasimov, G. , A. Nazarov, N. Mayorova, A. Schischkina,

M. Arbusova, B. Mischenko, and I. Dedov. 1995. "Bread iodization for micronutrient supplementation in iodine deficient region of Russia," *Program of the 11th International Thyroid Congress*, Toronto, Ontario, pp. S—40 (Abstract).

Gerbing, D. W. and J. C. Anderson. 1993. "Monte-Carlo evaluations of goodness-of-fit indices for structural equation models," in K. A. Bollen and J. S. Long (ed.). *Testing Structural Equation Models*. Newbury Park, CA: Sage, pp. 40—63.

Glinoer, D. 1993. "Thyroid regulation during pregnancy," in Delange, F., J. T. Dunn, and D. Glinoer (ed.). *Iodine Deficiency in Europe. A Continuing Concern*. Plenum, New York, pp. 181—188.

Greene, L. S. 1980. "Social and biological predictors of phisical growth and neurological development in an area where iodine and protein-energy malnutrition are endemic," in *Social and biological predictors of nutritional status, physical growth, and neurological development*. New York, Academic Press, pp. 223—256.

Griffiths, M. et al. 1988. *Improving Young Child Feeding during Diarrhea: A Guide for Investigators and Program Managers*. The Weaning Project Manoff International, Inc. For Pritech, Management Sciences for Health.

Guillemin, R., E. Yamazaki, D. A. Gard, et al. 1963. "In vitro secretion of thyrotropin (TSH): Stimulation by a hypothalamic peptide (TRF)" *Endocrinology* 73: 564—572.

Gupta, U. C. and S. C. Gupta. 1998. "Trace element toxicity relationships to crop production and livestock and human health: implications for management," *Communications in Soil Science & Plant Analysis* 29(11/14): 1492—1522.

Gurevich, G. P. 1960. "Increasing the iodine content of eggs by supplementary feeding of hens with seaweed and fishmeal," *Nutrition Abstracts and Reviews* 30: 697.

Haggard, D. L. 1978. "Immunologic effects of experimental iodine toxicity in cattle,"M. S. thesis. Michigan State University, East Lansing.

Hanushek, E. A. and J. E. Jackson. 1977. *Statistical Methods for Social Scientists*. New York: Academic Press.

Hartmans, J. 1974. "Factors affecting the herbage iodine content," *Netherlands Journal of Agricultural Science* 22: 195.

Herzig, I. And P. Suchy. 1996. "Current views on the importance of iodine for animals," *Veterinarni Medicina* 41(12):379—386.

Hetzel, B. S. , J. T. Dunn, and J. B. Stanbury. 1987. *The Prevention and Control of Iodine Deficiency Disorders*. Elsevier, Amsterdam.

Hetzel, B. S. and J. T. Dunn. 1989. "The iodine deficiency Disorders: their nature and prevention," *Annual Review of Nutrition* 9: 21—38.

Hetzel, B. S. 1993. "The iodine deficiency disorders," in F. Delange et al. (ed.). *Iodine Deficiency in Europe*. New York: Plenum Press.

Hetzel, B. S. and G. F. Maberly. 1986. "Iodine," in Walter Mertz (ed.). *Trace Elements in Human and Animal Nutrition*, Volume 2 (fifth edition). Orlando: Academic Press, Inc. , pp. 139—208,

Hosmer, D. W. and J. S. Lemeshow. 1989. *Applied Logistic Regression*. New York: John Wiley &. Sons, Inc. .

ICCIDD Database, ICCIDD Home page, "Report from regions: China and East Asia," *IDD Newsletter*, 15, May 2000 and 16, August 2000.

Jiang, X. M. et al. 1997. "Dynamics of environmental supplementation of iodine: four years' experience of iodination of irrigation water in Hotian, Xinjiang, China," *Archives of Environmental Health* 52(6): 399—408.

Jiang, X. . M et al. 1997. "Dynamics of environmental repletion of iodine," in L. E. Braverman (ed.). *Diseases of the Thyroid*. Totawa: Humana Press, pp. 361—68.

Johnson, J. M. and G. W. Butler. 1957. "Iodine content of pasture plants. 1. Method of determination and preliminary investigation of species and strain differences," *Physiologia Plantarum* 10: 100—111.

Joreskog, K. G. and D. Sorbom. 1993. *LISREL 8: Structural Equation Modeling with the SIMPLIS Command Language*. Mooresville, IN: Sicentific Software.

Kabata-Pendias, A. 1984. *Trace Elements in Soils and Plants*. CRC Press, Inc. Boca Raton, Florida.

Kaufmann, S, J. Kursa, V. Kroupova and WA. Rambeck. 1998. "Iodine in milk supplementing feed: An additional strategy to erase iodine deficiency,"*Veterinarni Medicina* 43(6)173—178.

Kelloway and E. Kevin. 1998. *Using LISREL for Structural Equation Modeling: A Researcher's Guide*. Thousand Oaks: Sage

Lasky, R. E. et al. 1981. "The relationship between physical growth and infant behavioral development in rural Guatemala," *Child Development* 52:219—226.

Li, J. and Wang X. 1987. "Jixian: a success story in IDD control," *IDD Newsletter* 3(1): 4—5.

Li, J. , Xin Z. , Shu L. , and Yin B. 1989. "Survey on the results of prevention and treatment of endemic goiter with iodized brick tea," *IDD Newsletter* 5(4): 11.

Ma, T. and Lu T. Z. 1994. "IDD in China," in Hetzel, B. S. and Pandav (ed.). *SOS for a Billion*. Dehli: Oxford Press, pp. 259—70.

Maddala, G. S. 1983. *Limited Dependent and Qualitative Variables in Econometrics*. Cambridge, England: Cambridge University Press.

Maqsood, M. 1952. "Thyroid functions in relation to reproduction of mammals and birds," *Biological Reviews of the Cambridge Philosophical Society* 27:281—319.

Marcilese, N. A. , R. H. Harms, R. M. Valsechhi, and L. R. Arrington. 1968. "Iodine uptake by ova of hens given excess iodine and effect upon ova development," *Journal of Nutrition* 94:117—120.

Marsh, H. W. , J. R. Balla, and R. P. MacDonald. 1988. "Goodness-of-fit indexes in confirmatory factor analysis: The effect of sample size," *Psychological Bulletin* 88:245—258.

Martorell, R. et al. 1992. "Long-term consequences of growth retardation during early childhood," in Hernandez, M. and J. Argente (ed.). *Human Growth : Basic and Clinical Aspects*. Amsterdam, Elsevier Science Publishers, pp. 143—149.

Maruyama, Geoffrey M. 1998. *Basics of Statistical Equation Modeling*. Thousand Oaks, CA: Sage Publications, Inc. , pp. 35—39.

Mawson, R. , R. K. Heaney, Z. Zdunczyk, and H. Kozlowska. 1994. "Rapeseed Meal-glucosinolates and their antinutritional effects . 5. animal reproduction," *Nahrung-Food* 38(6): 588—598.

McDonald, R. J. , G. W. Mckay, and J. D. Thomson. 1961. "The use of organic iodine in the treatment of repeat breeder cows," *Proceedings of 14th International Congress of Animal Reproduction* 3:682.

Mckelvey, R. D. and W. Zavoina. 1975. "A statistical model for the analysis of ordinal dependent variables," *Journal of Mathematical Sociology* 4:103—120.

Medeiros-Neto, G. 1989. "Endemic goiter and cretinism," in DeGroot, L. J. (ed.). *Endocrinology*. Philadephia: Saunders, pp. 746—57.

Meyer, A. H. 1931. "Some neglected soil factors in plant growth," *Journal of the American Society of Agronomy* 23 (8): 606—625.

Mitchell, H. S. 1974. "Recommended dietary allowance up to date," *Journal of the American Dietetic Association* 64:149.

Mkko sillanpaa. 1982. "Mcrontrients and the nutrient status of soils," *FAO soils bulletin* 48:28—36.

Moberg, R. 1959. "Possible influences of iodine-deficiency on reproductive performances in cattle with special reference to retained placenta," *Proceedings of Third World Congress on Fertility and Sterility*, pp. 71—72, International Fertility Association, Amsterdam, Holland, June 7—13, 1959.

Mueller, Ralph O. 1996. *Basic Principles of Structural Equation Modeling: An Introduction to LISREL and EQS*. New York, CA: Springer-Verlag, pp. 141—145.

Mussett, M. V. and R. Pitt-Rivers. 1954. "The thyroid-like activity of triiodothyronine analgues," *Lancet* 2:1212—1213.

Muthen, B. O. 1988. *LISCOMP: Analysis of Linear Structural Equations Using A Comprehensive Measurement Model: User's Guide*. Chicago: Scientific Software International.

Nancy, S. H., B. C. Patricia, Yeshe Yangzom, Lobsang Pinzo, Palden Gyaltsen, and Mark Hudes. 2001. "Nutritional and health status of Tibetan children living at high altitudes," *New England Journal of Medicine* 344(5): 341—347.

Neumann, C. , N. Bwibo, and M. Sigman. 1992. *Diet Quantity and Quality. Functional Effects on Kenyan Families.* Los Angeles, California, University of California, School of Public Health.

Newton, G. L. and A. J. Clawson. 1974. "Iodine toxicity: Physiological effects of elevated dietary iodine on pigs," *Journal of Animal Science* 39:879.

Newton, G. L. , E. R. Barrick, R. W. Harvey, and M. B. Wise. 1974. "Iodine toxicity: Physiological effects of elevated dietary iodine on calves," *Journal of Animal Science* 38:449.

Pandav, C. S. and A. R. Rao. 1997. *Iodine Deficiency Disorders in Livstock : Ecology and Economics.* Delhi: Oxford University Press.

Pandav, C. S. , M. G. Karmarkar, and L. M. Nath. 1988. *National Iodine Deficiency Disorders Control Program.* New Delhi: NI-HFW, Government of India, p. 20.

Pelletier, D. L. 1994. "The relationship between child anthropometry and mortality in developing countries: implications for policy programs and future research," *Journal of Nutrition* 124 (Suppl. 10): 2047S—2081S.

Pharoah, POD. and K. J. Connolly. 1987. "A controlled trial of iodinated oil for the prevention of endemic cretinism: a long-term follow-up," *International Journal of Epidemiology* 16:68—73.

Pollitt, E. et al. 1994. "Stunting and delayed motor development in rural West Java," *American Journal of Human Biology* 6:627—635.

Ren, Qiang, Jie Fan, Zhizhong Zhang, Xiaoying Zheng, and G. Robert DeLong. 2008. "An environmental approach to correcting iodine deficiency: Supplementing iodine in soil by iodination of irrigation water in remote areas," *Journal of Trace Elements in Medicine and Biology*, Vol. 22 (1): 1—8.

Rengel, Z. , G. D. Batten, and D. E. Crowley. 1999. "Agronomic approaches for improving the micronutrient density in edible portions of field crops," *Field Crops Research* 60(1—2):27—40.

Sargison, N. D. , D. M. West, and R. G. Clark. 1998. "The effects of iodine deficiency on ewe fertility and perinatal lamb mortality," *New Zealand Veterinary Journal* 46(2):72—75.

SAS Institute Inc. 1992. *The CALIS Procedure Extended User's Guide.* Cary, NC: Author.

Schroeder, D. and K. H. Brown. 1994. "Nutritional status as a predictor of child survival: summarizing the association and quantifying its global impact," *Bulletin of the World Health Organization* 72: 569—579.

Schutte, K. H. 1964. *The Biology of Trace Elements: Their Role in Nutrition.* Crosby Lockwood and Sons. Ltd. London.

Scott, M. L. , A. van Tienhoven, E. R. Holm, and R. E. Reynolds. 1960. "Studies on the sodium, chlorine and iodine requirements of young pheasants and quail," *Journal of Nutrition* 71: 282—288.

Sepulveda, J. , W. Willett, and A. Munoz. 1988. "Malnutrition and diarrhea: a longitudinal study among urban Mexican children," *American Journal of Epidemiology* 127:365—376.

Shkolnic, M. Ya. 1984. *Trace Elements in Plants.* Elsevier. Amsterdam.

Siders, C. P. 1930. "Titanium replacing the iron essential in plant growth," *Pineapple News* 4:98.

Sigman, M. et al. 1989. "Relationship between nutrition and development in Kenyia toddlers," *Journal of Pediatrics* 15:357—364.

Sihombing, D. T. H. , G. L. Cromwell, and V. W. Hays. 1974. "Effects of protein source, goitrogens and iodine level on performance and thyroid status of pigs," *Journal of Animal Science* 39 (6): 1106—1112.

Simescu, M. , R. Popescu, D. Ionitiu, E. Zbranca, E. Grecu, E. Marinescu, L. Tintea, E. Nicolaescu, M. Purice, M. Popa, and R. Gutekunst. 1993. "The status of iodine nutrition in Romania," in Delange, F. , J. T. Dunn, and D. Glinoer (ed.). *Iodine Deficiency in Europe: A Contiuning Concern.* Plenum, New York, pp. 383—388.

Squatrito, S. , R. Vigneri, F. Runello, A. M. Ermans, R. D. Plley, and S. H. Ingbar. 1986. "Prevention and treatment of endemic iodine-deficiency goiter by iodination of a municipal water supply," *Journal of Clinical Endocrinology Metabolism* 63:368—375.

Steiger, J. H. 1994. *Structural Equation Modeling with Sepath: Technical Documentation.* Tulsa, OK: STATSOFT.

Stone-Romero, E. , A. Weaver, and J. Glenar. 1995. " Trends in research design and data analysis strategies in organizational research," *Journal of Management.* 21:141—157.

Suwanik R, R. Pleehachinda, S. Pattanachak, S. Chongchirasiri, N. Tojinda, T. Jaipetch, and S. H. Ingbar. 1989. "Simple technology provides effective IDD control at the village level in Thailand," *IDD Newsletter* 5(3): 1—6.

Suwanik, R. 1982. *The R & D Group, Iodine, Iron and Water Project.* Siriraj Hospital, Mahidol University, Bankok.

Tajima, K. 1973. "Akagara diseases of rice plant," *Journal of Agricultural Research Quarterly* 7: 19—24.

Thilly, C. , R. Lassage, G. Roger, P. Bourdoux, and A. M. Ermans. 1980. "Impaired fetal and postnatal development and high perinatal death rate in a severe iodine deficiency area," in Stckigt, J. R. and S. Nagataki (ed.). *Thyroid Research VIII. Proceedings of the Eighth International Thyroid Congress.* Australian Academy of Science, Canberra, pp. 20—23.

Thilly, C. H. , B. Swennen, R. Moreno-Reyes, J-Y. Hindler, P. Bourdoux, and J. B. Vanderpas. 1994. "Maternal, fetal and juvenile hypothyroidism, birth weight and infant mortality in the etiopathogenesis of the IDD spectra in Zaire and Malawi"in Stanbury, J. B. (ed.). *The Damaged Brain of Iodine Deficiency.* New York: Cognizant Communication, 1994, pp. 241—250.

Tomkins, A. 1981. "Nutritional status and severity of diarrhoea among pre-school children in rural Nigeria," *Lancet* 1:860—862.

Venkatesh, Mannar MG. , and J. T. Dunn. 1995. "Salt iodization for the elimination of iodine deficiency," *International Council for the Control of Iodine Deficiency Disorders*, Wageningen.

Victora, C. G. et al. 1990. "Pneumonia,diarrhea, and growth in the first 4 y of life: a longitudinal study of 5914 urban Brazilian children," *American Journal of Clinical Nutrition* 52:391—396.

Wang, J. et al. 1997. "A ten year review of the Iodine Deficiency Disorders Program of the People's Republic of China," *Journal of Public Health Policy* 18(2): 219—241.

Wayne, E. J. , D. A. Koutras, and W. D. Alexander. 1964. *Clinical Aspects of Iodine Metabolism.* Blackwell, Oxford.

Webster, R. H. , E. F. Stohlman, and B. Highman. 1966. "The toxicology of potassium and sodium iodate. III. Acute and subacute oral toxicology of potassium iodate in dogs,"*Toxicological Appli-*

cation of Pharmacology 8:185.

Wheaton, B. 1988. "Assessment of fit in overidentified models with latent variables," in Long, J. S. （ed.）. *Common Problems/ Proper Solutions: Avoiding Error in Quantitative Research*. Newbury Park, CA: Sage, pp. 193—225.

Wolff, J. 1969. "Iodine goiter and the pharmacologic effects of excess iodine," *American Journal of Medicine* 47: 101.

World Health Organization （WHO）. 1990. *Report to 43rd World Health Assemble*. Geneva.

World Health Organization （WHO）, Working Group on Infant Growth, 1994. *An Evaluation of Infant Growth*, WHO/NUT/94. 8. Geneva, World Health Organization.

World Health Organization （WHO） International Working Group on Persistent Diarrhoea, 1996. "Evaluation of an algorithm for the treatment of persistent diarrhoea: a multicentre study," *Bulletin of the World Health Organization* 74:479—489.

Wright, S. 1921. "Correlation and causation," *Journal of Agricultural Research* 20: 557—585.

Wright, S. 1934. "The method of path coefficients," *Annals of Mathematical Statistics* 5: 161—215.

GB16006,《碘缺乏病消除标准》,1996 年,国家技术监督局和中华人民共和国卫生部。

方如康、戴嘉卿编著,《中国医学地理学》第 91 页,1993 年,上海:华东师范大学出版社。

郭志刚,《社会统计分析方法:SPSS 软件应用》第 345—348 页,1999 年,北京:中国人民大学出版社。

贾俊平、何晓群、金勇进编著,《统计学》,2000 年,北京:中国人民大学出版社。

康纳、沙克立特著,《美国大陆某些岩石、土壤、植物及蔬菜的地球化学背景值》第 68—69 页,1980 年,王景华等译,北京:科学出版社。

林应春,《中国新疆温宿水稻谷物产量对土壤施用碘肥的反应实验报告》,1999 年,油印稿。

刘铮等编著,《微量元素的农业化学》,1991 年,北京:农业出版社。

陆杰华,《人力资源开发与缓解贫困》,1999 年,北京:中国人口出版社。

武少兴、龚子同、黄标,《土壤中的碘与人类健康》,《土壤通报》1998 年第 3 期。

徐秉臣、唐建国、热娜、林纪春,《碘控释器用于食用盐水加碘的实验报告》,《地方病通报》1995 年第 1 期。

许弘凯,《碘缺乏病防治策略的再认识》,《中国地方病学杂》1999 年第 3 期。

郑真真,2000,《中国育龄妇女生育健康指标研究——选择、评估、综合、应用》,2000 年,北京大学博士研究生学位论文。

中国环境监测总站主编,《中国土壤元素背景值》第 244—245 页,1990 年,北京:中国环境科学出版社。

中国科学院可持续发展研究组,《2000 中国可持续发展战略报告》,2000 年,北京:科学出版社。

中国营养协会,《推荐的每日膳食中营养素供给量的说明》,《营养学报》1990 年第 1 期。

朱莲珍主译,《人和动物的微量元素营养》,1994 年,青岛:青岛出版社。